やさしい抗菌薬

原著第3版

Jason C. Gallagher / Conan MacDougall 著

矢野晴美 監訳

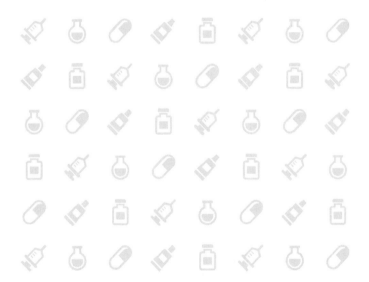

シナジー

ANTIBIOTICS SIMPLIFIED, 3/E
Jason C. Gallagher and Conan MacDougall
Copyright© 2014 JONES & BARTLETT LEARNING, LLC.
ORIGINAL ENGLISH LANGUAGE EDITION PUBLISHED
BY Jones & Bartlett Learning, LLC.
5 Wall Street, Burlington, MA 01803

Japanese translation rights arranged with Jones & Bartlett Learning, LLC
through Japan UNI Agency, Inc., Tokyo

目次

謝辞	vii
はじめに	ix
第3版での追加事項	xiii

PART 1：抗菌薬治療の問題 　1

Chapter 1：微生物学のすばらしい世界	3
Chapter 2：感染症への一般的なアプローチ	15
Chapter 3：抗菌薬の薬物動態	25
Chapter 4：抗菌薬の薬力学	33
Chapter 5：抗菌薬の使用による有害な結果	41

PART 2：抗菌薬 　47

Chapter 6：βラクタム系抗菌薬	49
ペニシリン系抗菌薬	53
天然ペニシリン	55
抗ブドウ球菌ペニシリン系抗菌薬	59
アミノペニシリン系抗菌薬	63
抗緑膿菌活性のあるペニシリン系抗菌薬	67
βラクタマーゼ阻害薬配合(ペニシリン系)抗菌薬	71
セファロスポリン系抗菌薬	75
第一世代のセファロスポリン系抗菌薬	77

iv　目次

第二世代のセファロスポリン系抗菌薬	79
第三世代のセファロスポリン系抗菌薬	83
第四世代のセファロスポリン系抗菌薬	87
第五世代のセファロスポリン系抗菌薬	91
カルバペネム系抗菌薬	95
モノバクタム系抗菌薬	99
Chapter 7：グリコペプチド系抗菌薬	103
Chapter 8：フルオロキノロン系抗菌薬	109
Chapter 9：アミノグリコシド系抗菌薬	115
Chapter 10：テトラサイクリン系抗菌薬と　　　グリシルサイクリン系抗菌薬	121
Chapter 11：マクロライド系抗菌薬とケトライド系抗菌薬	127
Chapter 12：オキサゾリジノン系抗菌薬	131
Chapter 13：ニトロイミダゾール系抗菌薬	135
Chapter 14：ニトロフラン系抗菌薬とホスホマイシン	139
Chapter 15：ストレプトグラミン系抗菌薬	143
Chapter 16：環状リポペプチド系抗菌薬	147
Chapter 17：葉酸代謝拮抗（系抗菌）薬	151
Chapter 18：リンコサミド系抗菌薬	155
Chapter 19：ポリミキシン系抗菌薬	159
Chapter 20：Fidaxomicin	163

PART 3：抗結核薬 　　167

Chapter 21：抗結核薬	169
Chapter 22：リファマイシン系抗結核薬	173
Chapter 23：イソニアジド	177
Chapter 24：ピラジナミド	181

目次　v

Chapter 25：エタンブトール　185

PART 4：抗真菌薬　189

Chapter 26：抗真菌薬　191

Chapter 27：ポリエン系抗真菌薬　195

Chapter 28：代謝拮抗性抗真菌薬　199

Chapter 29：アゾール系抗真菌薬　203

フルコナゾール　205

イトラコナゾール　209

ボリコナゾール　213

ポサコナゾール　217

Chapter 30：エキノキャンディン系抗真菌薬　221

PART 5：抗ウイルス薬　225

Chapter 31：抗ウイルス薬　227

Chapter 32：抗単純ヘルペスウイルス薬と
抗水痘帯状疱疹ウイルス薬　231

Chapter 33：抗サイトメガロウイルス薬　235

Chapter 34：ノイラミニダーゼ阻害薬　239

Chapter 35：抗レトロウイルス薬　243

ヌクレオシド・ヌクレオチド系逆転写酵素阻害薬(NRTI)　245

非核酸系逆転写酵素阻害薬(NNRTI)　249

プロテアーゼ阻害薬　255

インテグラーゼ阻害薬　261

CCR5阻害薬と融合阻害薬　265

Chapter 36：(抗ウイルス性)インターフェロン　269

Chapter 37：セリンプロテアーゼ阻害薬　273

vi   目次

Chapter 38：リバビリン   277

Chapter 39：B 型肝炎ヌクレオシド類似体   281

PART 6：抗寄生虫薬   **285**

Chapter 40：抗寄生虫薬   287

Chapter 41：キノリン系抗寄生虫薬   291

Chapter 42：アトバコン   295

Chapter 43：ベンゾイミダゾール系抗寄生虫薬   299

Chapter 44：ペンタミジン   303

Chapter 45：イベルメクチン   307

APPENDIX 1：正常ヒト微生物叢の抜粋   310

APPENDIX 2：活性スペクトラム   312

APPENDIX 3：一般的な感染症に対する初期治療レジメ   319

索引   326

謝辞

　『*Antibiotics Simplified*』の三つの版すべてで編集を手助けしてくれた人々，そして第3版を執筆の間，耐え忍び，子どもらの世話をしてくれたわれわれの妻たちに感謝する。

　本書をテンプル大学とカリフォルニア大学サンフランシスコ校の薬学生にささげる。役立ててもらえれば幸いである。

Jason C. Gallagher　　　　Conan MacDougall

「やさしい抗菌薬」監訳者のことば

　この本の原書を手にとった時，なんてわかりやすいんだろうと感激しました。抗菌薬は難解と思い苦手意識のある医療者は多数いらっしゃると拝察しておりますが，この本はすべての医療者にとり，基本を簡単に理解できる良書です。抗細菌薬のみならず，抗真菌薬，抗ウイルス薬（HIV/AIDS薬含む）も含まれ，抗菌薬（＝抗微生物薬）を網羅した"簡潔なまとめ本"です。詳細は成書を参照し，さらに学習していただく必要がありますが，日常臨床で短時間に要点を網羅したい場合に通読可能な分量と内容です。

　各章ごとに完結する構成のため，どこからでも読むことができます。

　抗菌薬に対する苦手意識を克服し，感染症診療のスリリングでワクワクする楽しい世界へ足を踏み入れてみてください。"感染症ワールド"でご一緒するのを楽しみにしております。

　最後に，この本の翻訳をご提案いただいたシナジー社のご関係者の皆様，翻訳のお手伝いをしてくださった自治医科大学感染症科チーム，テキサス大学ヒューストン校同窓の皆様，感染症診療仲間の皆様に大変，御世話になりました。

筑波大学医学医療系　矢野晴美

はじめに

　抗菌薬——その言葉で学生たちの血管に恐怖が駆け巡り，多くの医療従事者は居心地が悪くなる。実際，抗菌薬にはさまざまなクラスの薬剤が存在し，それらは，抗菌活性スペクトラム，副作用，薬物動態，薬力学，臨床的有用性の面で異なる。これらの薬剤クラスによりわれわれは混乱し，理解に苦しむのである。これら薬剤の適正使用と，理解の妨げとなる心のモヤは，感染症の薬物治療において論理的，段階的アプローチをとることで打ち消されると思う。

　抗菌薬の特徴を学ぶことで，感染症薬物治療は非常にやさしいものとなる。抗菌薬の特徴を知ることよりも先に，さまざまな感染症に対する抗菌薬の選択法を学ぼうとする学生や臨床医は，学ぼうとしていることの本質を全く理解していない。抗菌薬の特徴がわかれば，正しい感染症治療を選択することはずっと簡単にできる。このような方法を習得するには少々時間がかかるが，すべての感染症における薬物治療の基本的な類似点と合理性を理解するとき，この努力は十分に報われるだろう。

x　はじめに

■本書の使い方

　本書は，薬理学や薬物治療の授業において指導される抗菌薬についての事項を，1冊のクイックレファレンスガイドに凝縮する目的で作成された。本書は薬理学の教材に取って代わるものではなく，それらを補足するものである。聞いたことがあると思う抗菌薬のクラスに出会ったときは，本書を参考書として使ってほしい。忘れていたかもしれないキーポイントに気付かされることだろう。

　本書は六つの編から構成されている。PART 1は，微生物学の基礎と，感染が疑われる患者の薬物治療へのアプローチ法を概説する。PART 2～6では，抗菌薬，抗結核薬，抗真菌薬，抗ウイルス薬，抗寄生虫薬のさまざまなクラスについて簡潔に説明する。繰り返すが，本書は他の薬理学の教科書を補うことを目的としている。これらの章では，各クラスについてのキーポイントを示すが，詳細には説明されていない。付録には日用に役立つ参考資料を示す。

■薬剤クラスの概要の構成

　薬剤クラスについての各章は基本的に同じ構成となる。各クラスの抗菌薬は章の冒頭に示す。診療でよく使用される薬剤については太字で示す。

作用機序

　この項は抗菌薬のクラスの作用機序を簡潔に要約する。

スペクトラム（活性がある微生物）

この項では重要な微生物に対する各クラスの活性の有無を要約する。記載したスペクトラムは，すべてを網羅しているわけではない。

副作用

この項では重要な副作用を示す。ここではすべてを網羅しているわけではないが，各クラスの副作用のうち，最も一般的な事象や関連事象について示す。

投与上の注意

この項では各薬剤クラスの投薬でよくある問題や潜在的な間違いについて述べる。

重要事項

この項では各薬剤クラスの重要な情報と要素を要約する。

何に効くか

この項ではクラスにおける抗菌薬にとって最も一般的な，あるいは有用な適応疾患の一部を記載する。米国食品医薬品局（Food and Drug Administration, FDA）の承認を得ていない抗菌薬をしばしば取り上げるが，それらの薬剤は，記載した適応疾患で一般的に使われている。反対に，FDA が承認する抗菌薬の適応疾患の多くは，

ここには記載していない。なぜなら，それらがしばしば時代遅れであるからだ。

忘れないで！

この項では，薬剤クラスを扱う際にしばしば見落とされる，特に重要なポイントを記載する。

本書を読みながら，抗菌薬が患者に有益である状況を考えてほしい。適応疾患において抗菌薬が有益である理由について考えてほしい。そうなっているものとして，丸暗記してはいけない。抗菌薬の世界と感染症の研究がカチッと合う魔法の瞬間を知ってもらうことが，われわれの心からの願いである。その瞬間が訪れたら，ぜひとも知らせてほしい。

第3版での追加事項

『*Antibiotics Simplified*』第3版は，第1版で扱った薬剤クラスをさらに拡大している。一方，好評だった本文の"キーポイント"の注目点はそのままにした。第3版は，抗ウイルス薬の範囲，とりわけB型・C型肝炎感染症の新旧治療を拡張している。第2版にない新しい抗菌薬が加えられ，各薬剤クラスの章は新しい臨床・科学的知見に合わせて更新された。

PART 1

抗菌薬治療の問題

微生物学のすばらしい世界

1

　家庭用品業界の保証にもかかわらず，ほとんどすべての物の表面は，ほぼ常に微生物で覆われている。調理台，皮膚，料理からスワブで検体を採取すれば，そこに小さな世界を見ることができるだろう（そこで見ることができるのは，培養することのできる約10%の微生物にすぎないのだが！）。明らかに，患者（や調理台）を無菌化することは無駄である。われわれは悪い微生物だけを標的とし，残りはいたるところで愉快に這わせておくしかないのである——いずれにせよ，微生物はわれわれ自身の数十兆個の細胞より10倍も多いのだ。

　微生物界において，細菌は「ヒトからかけ離れた」対極に位置する（図1-1）。それらは原核生物であり，菌類，原虫，ヒトのような真核生物ではない。ウイルスはわれわれとさらに異なっており，基本的に，蛋白膜で囲まれた遺伝情報の小包にすぎない（図1-2）。解剖学的，生化学的，そして標的に対する抗菌薬の親和性において，微生物とヒト細胞は異なるので，安全かつ有効に抗菌薬が使用できる。本章では，細菌の微生物学に注目する。そして，真菌類，ウイルス，抗酸菌，寄生虫の特徴について解説しながら，微生物に対する薬剤活性について紹介する。

　感染の原因となる細菌と，保菌している細菌とを区別することは難しい。大腸菌（*Escherichia coli*），肺炎球菌（*Streptococcus pneumoniae*），黄色ブドウ球菌（*Staphylococcus aureus*）など，ヒトの病

ヒトと大きく異なる

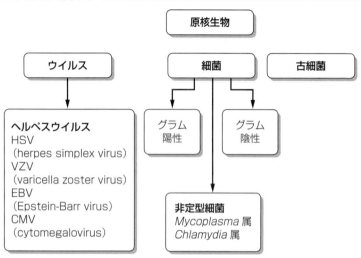

図1-1　微生物界

気を引き起こす多くの細菌は，正常細菌叢である。したがって，培養でこれら微生物が培養されても，必ずしも感染症と同義にはならない。血流や脳脊髄液(cerebrospinal fluid, CSF)などの，通常，無菌の部位で微生物が増殖する場合，感染症の疑いが大いに強い。無菌ではない部位(例えば唾液や創傷部の培養)における感染症の指標は，細菌数の多さ，炎症細胞の存在，培養した検体の部位に起因する症状である(例えば，痰の培養で肺炎球菌が増殖した患者では咳または呼吸困難，皮膚組織の培養で黄色ブドウ球菌が増殖した患者では発赤と痛みである)。

その細菌が何であるかと方法によって，最終的な同定と感受性検査には数時間から数カ月かかる場合がある。顕微鏡検査と染色により迅速，暫定的な同定ができる。細菌の場合，これらのうち最も重

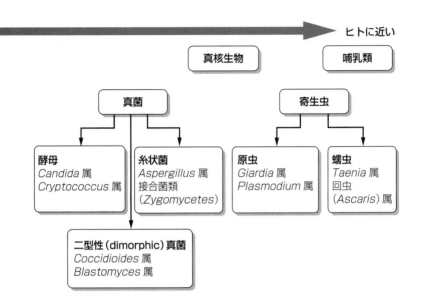

要な方法はグラム染色である。微生物学検査の暫定的な結果を解釈できることで、できるだけ早期に患者に最も適切な治療を提供することができる。

細菌の種類について最も根本的な違いの一つは、グラム染色への反応である。グラム染色（クリスタルバイオレット）は、グラム陽性菌の細胞壁を選択的に染色するが、グラム陰性菌ではあっさり流されてしまう物質である。それはなぜか？ グラム陽性菌の一番外側は、細菌の細胞に剛性を与える細胞物質ペプチドグリカンの厚い層である。対照的に、グラム陰性菌は細胞内のペプチドグリカンへの染色を妨害するリポ多糖の外膜を有する（**図 1-3**）。グラム陰性菌にもペプチドグリカンはあるが、少量であり、細胞の最外部の層にはない。グラム陽性およびグラム陰性菌はともに、細胞壁と微生物

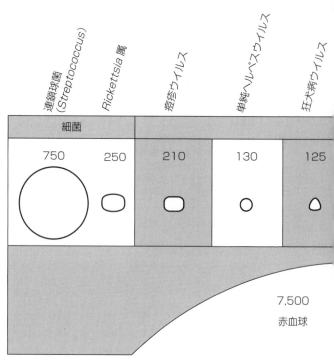

図 1-2 微生物の相対的な大きさ

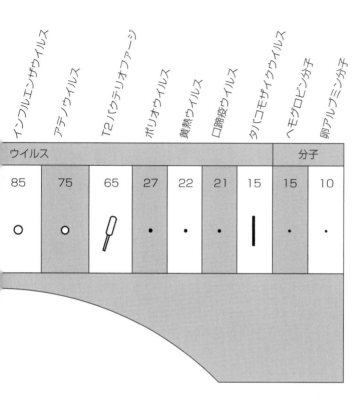

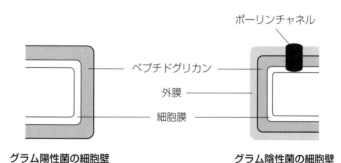

図 1-3 グラム陽性・グラム陰性菌の細胞壁

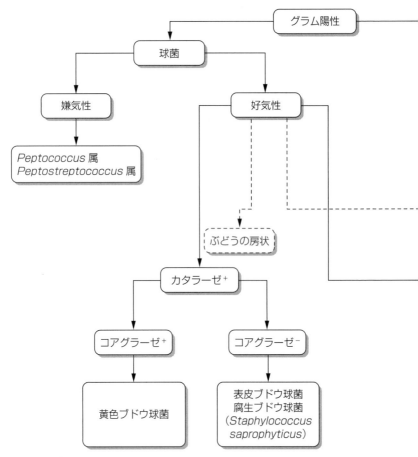

図 1-4 グラム陽性菌

形態学的検査と暫定生化学的検査に基づくグラム陽性菌の迅速な同定により治療の方向性が決まる。
1. **形態**：医学的に最も重要なグラム陽性菌は，桿菌（桿体）よりも，むしろ球菌（球体）である。グラム陽性桿菌の検出は，臨床の状況によって解釈すべきである。血液培養においては，グラム陽性桿菌は一般によくみられる皮膚の汚染菌〔例えば，プロピオン酸菌（*Propionibacterium*）属，*Corynebacterium* 属，*Bacillus* 属種〕をの

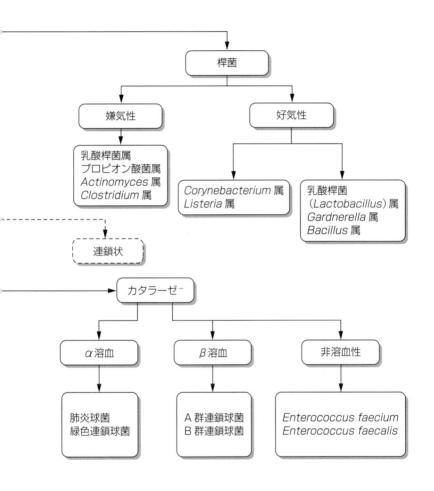

ことが多い。壊死性創傷感染からグラム陽性桿菌が検出された場合は，クロストリジウム菌感染症を示唆するが，髄液検体の培養においてグラム陽性桿菌が発見された場合は Listeria 属の可能性がある。

10 PART 1

2. **コロニーの集団形成**：グラム陽性球菌のうち，ブドウ球菌はぶどうの房状の塊（かたまり）を形成する傾向にあるが，通常，（腸球菌を含む）連鎖球菌は，対または鎖状にみえる。繰り返すが，臨床的な背景で，こうしたみえ方を解釈する必要がある。呼吸器検体の培養における連鎖球菌の検出は肺炎球菌を示唆する。腹腔内培養からの「連鎖球菌」の報告は腸球菌（*Enterococcus*）属であることを示唆する（連鎖球菌として暫定的に報告されることもある）。

3. **生化学検査と培地上のみえ方**：迅速なカタラーゼ試験で，ブドウ球菌と連鎖球菌は区別できる。より毒性の強い（コアグラーゼ陽性）黄色ブドウ球菌と，その同類でコアグラーゼ陰性の表皮ブドウ球菌（*Staphylococcus epidermidis*）の区別には，コアグラーゼ試験が有用である。表皮ブドウ球菌は血液培養でよくみられる汚染菌である。一対の血液検体のうち一つだけがコアグラーゼ陰性ブドウ球菌陽性である場合，治療は必要ないかもしれない。溶血反応のパターン（寒天培地プレート上のコロニー周辺が透明化している）は，連鎖球菌において以下を区別するのに役立つ。口腔菌叢〔α溶血性肺炎連鎖球菌と緑色連鎖球菌（viridans *streptococci*）〕，皮膚，咽頭，泌尿生殖器の起因菌（A群・B群β溶血性連鎖球菌），および胃腸由来の細菌（非溶血性腸球菌：頻度の高い *E. faecalis* と，耐性傾向のある *E. faecium*）。

の細胞質とを分ける内側細胞膜をもつ。

図 1-4 と 1-5 に，形態，酸素耐性，生化学的同定の違いで，異なる細菌をどのように同定できるかを示した。

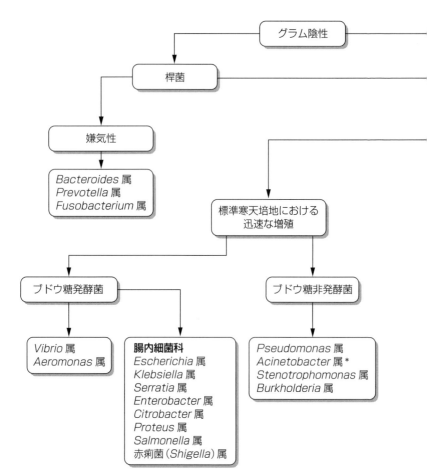

図 1-5 グラム陰性菌

グラム陰性桿菌の暫定的な同定は，あまり役立たない。というのも，生化学検査が通常必要だからである。
1. **形態**：グラム陰性菌の中では桿菌が多い。グラム陰性球菌の同定が最も有用な状況は髄膜炎である。この検出では髄膜炎菌 (*Neisseria meningitidis*) が強く示唆されるだろう。一部の微生物が「球桿菌」の形態を示す点にも注意する〔インフルエンザ菌 (*Haemophilus influenzae*)，*Moraxella* 属，*Acinetobacter* 属が該当する〕。

CHAPTER 1   13

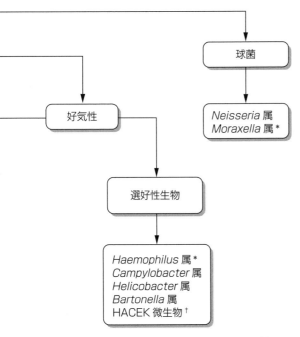

* =これらの微生物は球桿菌の形状を示すことがある
† =*Haemophilus*属, *Actinobacillus*属, *Cardiobacterium*属, *Eikenella*属, *Kingella*属

2. **ブドウ糖／ラクトース発酵**：一般に，腸内細菌科の起因菌（大腸菌，*Klebsiella*属，*Serratia*属，*Proteus*属，*Enterobacter*属）はブドウ糖／ラクトースを発酵させる。この時点では，検査室において「腸内グラム陰性桿菌」と同定されるかもしれない。対照的に，*Pseudomonas*属，*Acinetobacter*属，*Stenotrophomonas*属，*Burkholderia*属は「非発酵菌」である。これらの微生物は共通して抗菌薬の高度耐性を示すため，「非発酵グラム陰性桿菌」の報告では，広域抗菌薬の使用が必要である。
3. **培養されにくい細菌（fastidious organisms）**：これらの微生物は偏食性である——増殖が遅く，しばしば特別な栄養素が培地に必要である。したがって，培養を始めてから増殖するために，数日から数週間かかるかもしれない。

感染症への一般的なアプローチ

2

　感染症の薬物治療は，ユニークである。大半の疾患を薬剤で治療するには，患者の一部である受容体や蛋白質に対して，いくらかの望ましい薬理作用をもつ薬剤を投与する。感染症を治療する場合には，患者で感染を引き起こしている微生物に，望ましい薬理作用を及ぼすために抗菌薬を投与する。一部の例外を除いて，抗菌薬が患者に直接影響することは，望ましくない副作用となる。それは，感染症薬物治療の三角形における第3の点，起因菌である。起因菌は患者の感染をユニークなものにする（**図2-1**）。感染症の薬物治療に，変化し，反撃してくる微生物が関与するという事実が，多くの臨床医を混乱させる。しかし，感染症患者に対するアプローチは比較的単純で，一貫している。このアプローチを理解することが，感染症と抗菌薬使用において有用な専門知識を修得する最初のステップである。

　注意：専門的に抗生物質（Antibiotic）という用語は，抗細菌薬のサブセットである天然物のみを指す。抗感染薬と抗微生物薬という用語には，抗菌薬，抗真菌薬，抗ウイルス薬，抗寄生虫薬が含まれる。しかし，抗生物質はより一般的に用いられる用語であるため，本書ではそれを使い，それは抗微生物薬，限定的には抗細菌薬を意味するのに用いる^{訳注1)}。

訳注1) 日本語版では「抗菌薬」を使用する。

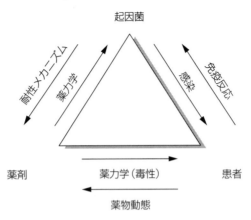

図 2-1 感染患者における三角形

予防投与

　抗菌薬の使用，すなわち，化学薬品による微生物の治療とは，次の一般的な3種類に分類される。つまり，予防，初期治療，最適治療である。予防とは，まだ発症していない感染症を防ぐために行う治療のことを指す。予防的な治療は，免疫抑制療法を行っている患者，癌患者，手術を受ける患者など，感染症を発症するリスクが高い患者に限らなければならない。これらの患者は，生来の抵抗力が低下し，感染しやすくなっている。また，一定の微生物による感染の起こる可能性が高く，感染すれば重篤な結果を招くため，感染を予防するために抗菌薬を投与する。しかし，この世界は無菌ではなく，投与していてもブレイクスルー感染は起こりうる。抗菌薬による予防を理解する鍵は，それを受ける患者が感染しておらず，しかし，感染するリスクをもっているということである。

初期治療

初期治療は予防治療とは異なり，感染が証明された，もしくは疑わしいが，原因微生物がまだ判明しない患者に対して行う。多くの場合，外来患者および入院患者に対して開始される治療である。身体所見，検査所見，他の徴候と症状から，臨床医が感染の可能性を評価した後，通常，培養とグラム染色のための検体を採取する。数多くある培養の種類の中でも，グラム染色は比較的すぐに実施できる。グラム染色によって，推定された感染の部位に関する詳細，微生物と白血球の存在，存在する微生物の形態（例えば，グラム陽性球菌の一群），検体自体の質（場合によって，検体が適切かどうか指し示す）が明らかになる。臨床医がグラム染色を行うことで，検体を培養するプロセスが開始される。生化学的検査では1, 2日後に微生物が同定され，最終的に，微生物はさまざまな抗菌薬の感受性に関しても検査される。

しかし，このプロセスには数日を要するため，通常，臨床医が原因菌についての正確な同定と感受性を知る前に初期治療が開始される。初期治療は，われわれの最善の推測である。つまり，使用する抗菌薬が推定原因微生物に対して最も有効であるとの推定治療である。時に正しく，時にまちがうこともある。初期治療は，事実上，既知の微生物すべてに対するものではないことに注意する。問題の感染を起こしていると考えられる微生物に対してのみである。つまり，広域抗菌薬は理論的思考・理由付けの代わりにはならない！

最適治療

培養と感受性の結果が判明したら，最適治療を開始できる。初期

治療とは異なり，最適治療では治療の基礎となる微生物が何か，どの薬剤が原因微生物に作用するかが明らかになっている。この段階では，安全かつ効果的で，スペクトラムが狭く，費用効果の高い抗菌薬を慎重に選択する。このことにより，不要な毒性，治療の失敗，抗微生物薬(抗菌薬)耐性の発生を防ぐことができ，コスト管理にも役立つ。通常は，患者に感染を引き起こしていない微生物を対象とする必要はないため，初期治療から最適治療への移行ではスペクトラムを狭めることになる。事実，過度に広域なスペクトラムを有する抗菌薬を投与することは，使用抗菌薬に耐性の細菌による重複(二次)感染の発生の原因となる。

　感染症患者を治療している臨床医は，常に最適治療へ移行するよう努力しなければならない。それは明白だが，必ずしも守られているとは限らない。患者が最初に投与した抗菌薬で改善した場合，臨床医は，よりスペクトラムの狭い薬剤での治療に変更することに抵抗する。それどころか，培養の結果が判明する前に，単純性尿路感染症(urinary tract infection，UTI)のような一部の感染症は初期治療で完治するかもしれない。ほかにも，臨床症状，発熱，白血球数の増加など，患者が感染しているという強い徴候があるにもかかわらず，培養の結果が得られない，または陰性かもしれない場合がある。ほとんどの状況において，臨床医は最適治療への移行の必要性を継続的に考慮することが重要である。過度に広域なスペクトラムを有する薬剤での治療は，よくない結果をもたらし，次の感染症では治療することがより難しくなるだろう。**図 2-2** に示す感染症治療の一般的な手順を覚えておくべきである。

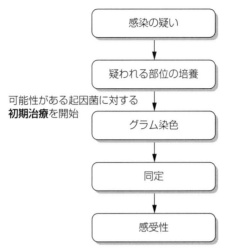

図 2-2 感染症への一般的なアプローチ

治療例

各種治療例をいくつか挙げる。

予防治療

- 肝移植後のシクロスポリンとプレドニゾン投与患者において，トリメトプリム／スルファメトキサゾール(trimethoprim, TMP/sulfamethoxazole, SMX)は *Pneumocystis jirovecii*(以前は *Pneumocystis carinii*)肺炎を予防する。
- 進行 HIV 患者において，アジスロマイシン(azithromycin)は，*Mycobacterium avium intracellularae* (MAI)または *Mycobacterium avium* complex(MAC)を予防する。
- 手術部位のブドウ球菌性皮膚感染を予防するために，セファゾリ

20 PART 1

ン(cefazolin)が手術前に投与される。

初期治療

- 市中肺炎と推定される患者には、レボフロキサシン(levofloxacin)の投与が開始される[訳注2]。
- 腎盂腎炎の可能性がある場合には、セフトリアキソン(ceftriaxone)が投与される。
- 好中球減少症の骨髄移植患者に息切れの症状があり、胸部X線写真が肺アスペルギルス症を示す場合、ボリコナゾール(voriconazole)の投与が開始される。
- 集中治療室において院内肺炎が疑われた患者に対するバンコマイシン(vancomycin)、トブラマイシン(tobramycin)、メロペネム(meropenem)の併用。

最適治療

- *Enterococcus faecalis* による創部感染患者では、ピペラシリン／タゾバクタム(piperacillin/tazobactam)からアンピシリン(ampicillin)に変更する。この細菌は両薬剤に感受性がある。
- クレブシエラ(*Klebsiella pneumoniae*)によるUTI患者に対しては、セフトリアキソンを中止して、シプロフロキサシン(ciprofloxacin)の投与を開始する。この細菌はセフトリアキソンに耐性があるが、シプロフロキサシンには感受性がある。
- 血液培養で *Candida* 属が認められた患者で、*Candida albicans* と種が同定された場合には、カスポファンギン(caspofungin)を中止し、フルコナゾール(fluconazole)の投与を開始する(この真

訳注2)日本では、結核のリスクを評価して投与すること。

菌は確実にフルコナゾールに対する感受性がある）。

• 院内肺炎患者では，深部呼吸器検体の培養でバンコマイシンに感受性のあるメチシリン耐性黄色ブドウ球菌（methicillin-resistant *Staphylococcus aureus*, MRSA）だけが検出された場合は，バンコマイシン，シプロフロキサシン，イミペネム／シラスタチン（imipenem/cilastatin）からバンコマイシン単剤へ治療を狭める。

ケーススタディ

前述の経路を用いた感染症患者の治療例を以下に示す。

TR 氏は，63 歳の男性で既往歴に糖尿病，高血圧と冠動脈疾患をもつ。足の創部周囲の痛み，発赤，腫脹を訴えて来院した。精密検査で，糖尿病性足病変（diabetic foot）であることが判明し入院した（1 日目）。その日の夕方，臨床医は外科的創デブリドマンを行い，手術で採取した創傷部位の培養検体と血液培養検体を提出した。臨床医はバンコマイシン，ピペラシリン／タゾバクタムによる初期治療を開始した。

2 日目，創検体のグラム染色の結果が判明した。多数のグラム陽性球菌を伴う白血球が認められたが，グラム陰性桿菌（Gram-negative rod, GNR）は認められなかった。そのため臨床医はピペラシリン／タゾバクタムを中止した。血液培養では微生物は検出されなかった。

次の日（3 日目），創傷検体の培養の結果では，多くの黄色ブドウ球菌が認められた。通常，この微生物に対してはバンコマイシンが効果的であるため，その使用を継続した。

4 日目，創検体の培養の感受性についての結果が報告された。

黄色ブドウ球菌は，メチシリン（methicillin），オキサシリン（oxacillin），セファゾリン，ピペラシリン／タゾバクタム，クリンダマイシン（clindamycin），TMP/SMX，バンコマイシンに感受性があることが判明した。この細菌はペニシリン（penicillin），アンピシリン，テトラサイクリン（tetracycline），レボフロキサシンに耐性があった。TR氏の創部からの分離株はメチシリン感受性黄色ブドウ球菌（methicillin-sensitive *Staphylococcus aureus*, MSSA）であったため，臨床医はバンコマイシンを中止し，オキサシリン（本邦未承認）による最適治療を開始した。

TR氏の場合，糖尿病性足感染症を引き起こす傾向があるグラム陽性・陰性の好気性菌と嫌気性菌をカバーするように，初期治療をバンコマイシンとピペラシリン／タゾバクタムという広域スペクトラムを有するレジメで開始し，グラム染色と培養データの結果に基づき段階的に治療を狭めた点について注意すること。最終的には，微生物学的な評価によって，非常に有効で，狭域スペクトラムかつ安価，安全な最適治療を選択できた。バンコマイシンとピペラシリン／タゾバクタムはTR氏の黄色ブドウ球菌に対しても活性を有していたが，オキサシリンよりスペクトラムが広いため，治療選択肢として最善ではない。

迅速な診断法に関する注意

ゆっくりではあるが，微生物を同定する新しい方法が，臨床診療に入り込みつつある。ポリメラーゼ連鎖反応（polymerase chain reactions, PCR）のように，培養とそれに伴う遅延時間に依存しない技術は，すでに一般的に使用され，多くのウイルスを検出し，定

量化している。これらや他の技術は，他の起因菌の同定にも使用されている。例えば，*Candida* 属の菌株（フルコナゾール感受性の見込みを決定するため），*Clostridium difficile*，さらに MRSA にさえ使用されている。それらが臨床微生物学検査室で普及するにつれて，うまくいけば，現在のゴールドスタンダードである培養と感受性検査が引き起こす，有効な治療の遅れはなくなるだろう。

抗菌薬の薬物動態

3

抗菌薬の薬物動態という用語は，抗菌薬がどのように（そして，どこまで）体内に入り，それらが「体内に」あれば，どこにいき，どのように体外に出ていくかを指す。薬物動態のこれら三つの段階は一般的に，吸収(absorption)，分布(distribution)，代謝／排泄(metabolism/excretion)と記述される（時に，"ADME"と略記される）。抗菌薬の薬物動態学は，臨床診療における薬剤効果への鍵となる。感染部位でしっかりと作用するだけの十分な濃度にならなければ，患者にとって微生物の"殺菌"作用に優れた抗菌薬を投与する利点がない。図3-1 は，これらの段階を濃度・時間曲線で図解している。Y軸は抗菌薬濃度を，X軸は抗菌薬投与からの経過時間を示す。また，ピーク値，トラフ値，血中濃度・時間曲線下面積(area under the concentration-time curve，AUC)といった鍵となる薬物動態学的パラメータも示す。

吸収(absorption)

「吸収」という用語は，どのような投与経路（例えば，筋肉注射または吸入からの吸収）にでも適用できるが，通常，経口薬の血流への取り込みを指す。非静脈投与（例えば，経口薬）の血流に入る割合を，同じ薬剤の静脈投与薬と比較し，生物学的利用率(吸収率)と呼ぶ。経口薬は，生物学的利用率(吸収率)において大きく異なる。一

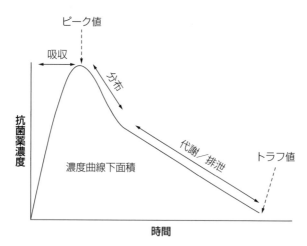

図 3-1 薬物動態学的段階とパラメータ

部の抗菌薬では，生物学的利用率（吸収率）はほぼ100％である。経口または静注で同じ量を投与すると，同程度の血中濃度に達する。抗菌薬のうち生物学的利用率（吸収率）が非常に優れていることもあるが，経口投与量は静脈投与量よりかなり低い。これは，通常，高用量により消化器障害が過剰に起こるためである。**表3-1**は抗菌薬を次のようにグループ分けしている。高い経口生物学的利用率（吸収率）でほぼ変わらない静脈・経口投与量のグループ，優れた経口生物学的利用率（吸収率）をもつが，静脈投与量より実質的に低い経口投与量のグループ，乏しい経口生物学的利用率（吸収率）をもつグループ。経口抗菌薬のなかには生物学的利用率（吸収率）はほぼゼロで，臨床的にこれを活用して，消化管で静脈内投与よりずっと高い濃度に達することで，起因菌を根絶するものがある。

抗菌薬の生物学的利用率（吸収率）に影響を及ぼす因子を考慮することは重要である。吸収に大きく影響する三つの因子は，食物，胃

表 3-1　さまざまな経口抗菌薬の吸収の例

薬剤	生物学的利用率 （吸収率）	典型的な静脈 （静注）用量	典型的な経口用量
高い生物学的利用率で静脈・経口用量が同程度の薬剤			
メトロニダゾール	95〜100%	500 mg, 静注, 8 時間ごと	500 mg, 経口, 8 時間ごと
レボフロキサシン	95〜100%	500〜750 mg, 静注, 24 時間ごと	500〜750 mg, 経口, 毎日
リネゾリド	95〜100%	600 mg, 静注, 12 時間ごと	600 mg, 経口, 12 時間ごと
フルコナゾール	95〜100%	200〜400 mg, 静注, 毎日	200〜400 mg, 経口, 毎日
ドキシサイクリン	95〜100%	100 mg, 静注, 12 時間ごと	100 mg, 経口, 12 時間ごと
シプロフロキサシン	〜80%	400 mg, 静注, 12 時間ごと	500 mg, 経口, 12 時間ごと
高い生物学的利用率で静脈・経口用量が異なる薬剤			
アミノペニシリン系 抗菌薬	〜90%	アンピシリン 1〜2 g, 静注, 4〜6 時間ごと	アモキシシリン 500 mg〜1 g, 経口, 1 日 3 回
第一世代セファロス ポリン系抗菌薬	〜90%	セファゾリン 1〜2 g, 静注, 8 時間ごと	セファレキシン 500 mg, 経口, 1 日 4 回
低い生物学的利用率で静脈・経口用量が異なる薬剤			
セフロキシム	〜40%	750 mg, 静注, 8 時間ごと	500 mg, 経口, 1 日 2 回
アシクロビル	〜25%	5 mg/kg, 静注, 8 時間ごと	400 mg, 経口, 1 日 3 回

液酸度，キレート薬である。抗菌薬には食物と一緒に摂る，または
摂らないことで，よりよく吸収されるものがある。大半の抗菌薬で
は，食物の有無はわずかに影響にするのみである。また抗菌薬に
は，適切な吸収に，胃液酸度に大きく依存するものがある。患者が

28   PART 1

表 3-2　吸収が他の因子に著しく影響される抗菌薬の例

食物で改善する 吸収	食物によって減少 する吸収	胃内 pH を増加 する薬剤によって 減少する吸収	ミネラルによって 減少する吸収
ポサコナゾール イトラコナゾール・ カプセル アタザナビル ダルナビル リルピビリン	ボリコナゾール イトラコナゾール 溶液 リファンピン イソニアジド ピラジナミド	イトラコナゾール ポサコナゾール アタザナビル リルピビリン	フルオロキノロン 系抗菌薬 テトラサイクリン 系抗菌薬

これらの薬剤の服用を開始する場合，胃内 pH を上げる薬剤（制酸薬，プロトンポンプ阻害薬，ヒスタミン H2 受容体拮抗薬）の併用を避けることが重要である。最後に，鍵となる二つのクラスの抗菌薬——テトラサイクリン系抗菌薬とフルオロキノロン系抗菌薬——は，同時投与されたミネラル（例えば，カルシウム，鉄，アルミニウム，亜鉛）と腸内結合する。ミネラル，または一部のビタミンサプリメントと一緒にこれらの薬剤を投与すると，吸収が減少する。表 3-2 は，吸収率が影響を受ける抗菌薬の例を示す。

分布（distribution）

　薬剤は吸収されるか，血流に投与後，さまざまな組織〔例えば，骨，脳脊髄液（cerebrospinal fluid，CSF），肺〕に移動する。このプロセスを分布と呼ぶ。これらの組織における抗菌薬の濃度は，血液中と同程度だったり，低かったり，高かったりする。その結果，特定の組織での薬剤の効果が血液中の濃度に基づき予想されるものより高かったり低かったりするということである。例えば，CSF の抗菌薬の濃度は，通常血中濃度よりずっと低く，髄膜炎の治療で多

くの抗菌薬の効果が限られたものになる。一方，マクロライド系抗菌薬は，肺感染症で血中濃度に基づく予想より有効である。薬剤が肺マクロファージに濃縮するためである。CSFのような少数の例外はあるが，抗菌薬濃度を測定するためにヒト組織の検体を得ることや，骨のような組織で濃度を測定することは技術的に難しい。したがって，薬剤分布に関するデータは多くの場合，動物モデルから推定される。それはヒトの優れた代用かもしれないし，違うかもしれない。

　抗菌薬が異なる組織に分布する範囲は，主に薬剤の物理化学的特性(親油性，電荷，分子の大きさなど)によって決まる。分布の鍵となる決定要素は，抗菌薬が血清蛋白と結合する度合い(蛋白結合率)であり，最も重要なのはアルブミンである(“結合部〈fraction bound〉”や“非結合部〈fraction unbound〉”として表されるのを聞いたことがあるだろう)。蛋白質に結合する薬剤は，膜組織を越えて異なる組織に拡散することができない。したがって，蛋白質と結合する率が高い抗菌薬は，特定の組織(例えば，中枢神経系)では有効な濃度に達しないと推測される。組織への抗菌薬の透過率が，有効性を決定する唯一のものではないと認識することは重要である。例えば，セフトリアキソン(ceftriaxone)は蛋白結合率が非常に高い薬剤で，約5％だけが髄膜炎患者の中枢神経系に入る。しかし，セフトリアキソンの高用量(成人で1回2gを1日2回)は安全に成人に投与でき，高い血清濃度をもたらす(ピーク値は約200μg/mL)。加えて，通常髄膜炎を引き起こす微生物に対する，セフトリアキソンの最小発育阻止濃度(minimum inhibitory concentration，MIC)は，概して非常に低い(1μg/mL以下)。したがって，微生物のMICをはるかに超える濃度を獲得できる(200μg/mL×5％＝10μg/mL)。

　患者の特性も，薬剤分布に大きく影響することがある。薬剤を組

織に分布させるには，組織への適切な血流が必要である。局所的（例えば，末梢血管疾患）または，全身的（敗血症性ショック）といった組織への血流を減らす状態により，感染部位での抗菌薬濃度が低下する。重篤な感染症患者では，膿瘍，または壊死や失活組織が出現することがある。こうした血流がないことにより抗菌作用から"免れた"感染部位への抗菌薬の分布は，著しく減少する場合がある。これらの患者は，治療不良と耐性発生への完璧な状況であり，抗菌薬治療と同時に感染症への適切な外科的治療の重要性が強調される。また肥満の問題が増えていることを考えると，もう一つの重要なことは，薬剤がどのくらい脂肪組織に分布するかである。薬剤の特徴によって，病的に肥満の患者に十分な投薬ができない（薬剤が脂肪組織の広範囲に分布する場合は，標準体重での用量が使われる），あるいは過剰に投与される（肥満のため高用量が使われる場合。しかし，薬剤は過剰な脂肪組織にうまく分布しない）可能性がある。したがって，全体重，実際の体重，理想体重（過剰な脂肪組織のない患者の体重の推定値），または調整された体重（理想・全体重の間の値）に基づく，抗菌薬投薬の推奨を確認するとよい。

　最後に，一部の例外を除いて，感受性検査では，分布は考慮しておらず，達成可能な血流濃度に基づく点に注意することは重要である。例えば，微生物学検査室は，MIC $4\,\mu g/mL$ の微生物が，血流で $8\,\mu g/mL$ の濃度に達する薬剤に感受性ありと決定するかもしれない。しかし，CSF においては $1\,\mu g/mL$ の濃度にしか達しないかもしれないのだ。したがって，その薬剤はおそらく，微生物が引き起こす血流感染では作用するだろうが，CSF 濃度が重要である髄膜炎では治療不良になるだろう。それゆえに，抗菌薬を選択するとき，分布を考慮することは重要である。

代謝／排泄

　抗菌薬の多くは，大部分が投与されたものと同じ形で，尿や糞便で体内から排泄される。実際に，ペニシリン（penicillin）が開発された当初の，供給が不足していたころ，医師は，ペニシリンを投与された患者の尿から採取し，他の患者用に再結晶させていたのである！　薬剤の大部分が不変のまま排泄されるとき，排泄経路の組織では非常に高い濃度で届く場合がある。つまり，これら組織の感染症では，血中濃度に基づく予測より効果があることがある。例えば，血液と組織で到達するニトロフラントイン（nitrofurantoin）の濃度は，通常，細菌増殖を抑制するには不十分である。しかし，腎臓によって血流から除かれて，膀胱にたまり，最終的なクリアランスにいたる。膀胱で到達する濃度は血流より何倍も高く，ニトロフラントインは膀胱炎の治療で有効な薬剤となる。

　身体が薬剤を不活化しないとき，薬剤を排泄する役割を果たす臓器に損傷がある場合には，投与量を適切に調整することは重要な点である。このような場合に，薬剤の毒性レベルの蓄積を避けるため，腎臓機能不全患者において，ほとんどの β ラクタム系抗菌薬の用量を低くするのは，最も一般的な例である。

　他の薬剤は，排泄前に身体で大幅に代謝され，変化する。大幅に代謝を受けるこれらの抗菌薬は，薬物代謝酵素の基質と考えられる。他の薬剤がこれらの抗菌薬を分解する酵素に相互作用することがあるため，臨床的に重要な薬物相互作用の影響を受ける可能性がある。さらに，ある抗菌薬は，酵素の阻害（他の薬剤の代謝を減少させる）や誘導（他の薬剤の代謝を増加させる）によって，他の薬剤の代謝に影響する可能性がある。臨床的に重要な代謝的薬物相互作用の可能性が大きい抗菌薬のリストを表 3-3 に示す。表 3-3 は

32   PART 1

表 3-3 代謝的薬物相互作用がある抗菌薬の例

基質として作用	代謝阻害 [訳注1]	代謝誘導 [訳注2]
エリスロマイシン	TMP/SMX	リファンピン
クラリスロマイシン	メトロニダゾール	リファブチン
テリスロマイシン	フルコナゾール	エファビレンツ
アタザナビル	ボリコナゾール	ネビラピン
ダルナビル	イトラコナゾール	エトラビリン
エファビレンツ	ポサコナゾール	
Elvitegravir	エリスロマイシン	
マラビロク	クラリスロマイシン	
リルピビリン	テリスロマイシン	
	リトナビル	
	Cobicistat	
	エトラビリン	

薬剤が基質，阻害薬，誘導かで，まとめており（一つの抗菌薬は一つ以上のカテゴリーに当てはまることに注意する），いくつかの抗菌薬クラスに当てはまることに注意する。つまりマクロライド系抗菌薬，アゾール系抗真菌薬，抗結核薬，抗レトロウイルス薬は，抗菌薬の重大な薬物相互作用の原因の大半を占める。複雑な薬物相互作用が，これらの薬剤で起こる。例えば，抗レトロウイルス薬エトラビリン（etravirine）は，薬物代謝酵素の基質として作用，代謝を阻害，さらに他の薬剤の代謝誘導することが同時に起こるのである！

訳注1）他の同時投与の薬剤に対して，その薬剤の代謝を阻害するもの。
訳注2）他の同時投与の薬剤に対して，その薬剤の代謝を誘導するもの。

4

抗菌薬の薬力学

　抗菌薬の薬力学という用語は，抗菌薬が効果を及ぼすために標的
微生物に作用する方法を指す。その抗菌薬は微生物を殺すのか，増
殖をただ妨げるだけなのか？　高用量で投与すべきか，長時間かけ
て，低濃度で投与するべきか？　治療の成功を最大限にするために
は，臨床医は徐々にこうした思考が重要であることがわかってき
た。治療が困難な感染症や免疫不全状態の患者においては特にそう
である。

感受性検査

　通常は，微生物と抗菌薬の組み合わせに対する最小発育阻止濃度
(minimum inhibitory concentration，MIC)に基づき，特定の微生物
の抗菌薬感受性を判定する。微生物学検査では，患者で増殖した微
生物の基準濃度に対し，培養液での抗菌薬の濃度を増加させながら
MIC を決定する。一昔前まではこれを試験管(**図 4-1**)で行ってい
たが，現在では，希釈用マイクロプレート上で行うのがより一般的
である。微生物と抗菌薬入りの培養液の混合物は約 1 日培養され
る。検査技術者は，試験管やプレートに微生物の増殖を示す混濁の
徴候がないかを，肉眼で，またはコンピュータを用いて調べる。混
合物に培養液の混濁の徴候つまり視覚的増殖が認められない最も低
い抗菌薬の濃度が MIC とみなされる。微生物と抗菌薬の各組み合

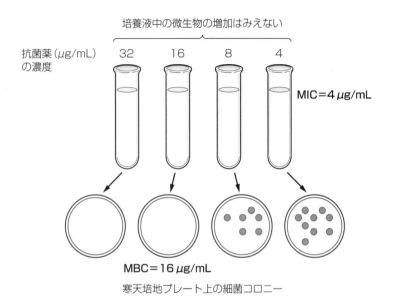

図4-1 抗菌薬の感受性検査

わせには，感受性があると示される，MICの特定のカットオフ値がある。このMICの特定の値はブレークポイントと呼ばれている。表4-1に，さまざまな微生物・起因菌の組み合わせや感染部位によって，ブレークポイントがどのように異なるかという例を示す。ある抗菌薬がある起因菌に対して最も低い値，MICを示すからといって，それが最善の選択であるとは限らないことに注意する。身体の異なる部位では異なる濃度となる。したがって，治療を選択するうえで，一般的には単一の微生物に対する抗菌薬のMICは薬剤ごとに比較すべきではない。

臨床医はしばしばMIC値を誤解する。そういった臨床医は患者に最善の治療を選ぼうとしているが，抗菌薬間の薬物動態学的，およ

培養液中の微生物の増加がみえる

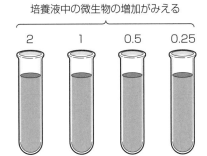

2　　1　　0.5　　0.25

表4-1　抗菌薬感受性ブレークポイントの例

微生物 抗菌薬	感受性あり （ブレークポイント）	中間	耐性
大腸菌			
セフェピム	≦8 μg/mL	16 μg/mL	≧32 μg/mL
レボフロキサシン	≦2 μg/mL	4 μg/mL	≧8 μg/mL
トリメトプリム／スルファメトキサゾール	≦2/38 μg/mL	—	≧4/76 μg/mL
肺炎球菌			
セフェピム 　（髄膜炎） 　（非髄膜）	 ≦0.5 μg/mL ≦1 μg/mL	 1 μg/mL 2 μg/mL	 ≧2 μg/mL ≧4 μg/mL
レボフロキサシン	≦2 μg/mL	4 μg/mL	≧8 μg/mL
トリメトプリム／スルファメトキサゾール	≦0.5/9.5 μg/mL	1〜2/19〜38 μg/mL	≧4/76 μg/mL

び薬力学的違いに気がついていない。例えば，**表4-1**では，大腸菌に対するレボフロキサシン (levofloxacin) のブレークポイントが $2\,\mu g/mL$ で，セフェピム (cefepime) が $8\,\mu g/mL$ であることに注目していただきたい。患者の血流中の大腸菌分離株の MIC が，レボフロキサシンに $1\,\mu g/mL$，しかし，セフェピムに $2\,\mu g/mL$ であった場合，その患者にとってレボフロキサシンがより優れた選択肢であることにはならない。レボフロキサシンは，通常，毎日 500〜750 mg の用量で投与される濃度依存的な薬剤である[訳注1]。セフェピムは，時間依存的な薬剤で，通常 8〜12 時間ごとに 1〜2 g で投与される。（高用量での投与により）セフェピムが身体で非常に高い濃度に達することは，より高い MIC の微生物でも感受性があることを意味する。つまり，二つの MIC の数字は，直接比較できるものではない。実際，MIC が両方の薬剤で $8\,\mu g/mL$ である場合，微生物はレボフロキサシンに耐性を示し，セフェピムに感受性がある，とみなされる。

最後に注意したいのは，感受性検査のその他の方法としてディスク拡散法や E テストなどがあるが，一般的には液体希釈法がゴールドスタンダード(標準検査法)だと考えられていることである。

静菌 vs. 殺菌

MIC においては，抗菌薬は微生物の増殖を阻害しているが，実際に微生物を殺しているかどうかはわからない。微生物を殺すことなく増殖を阻害する抗菌薬は静菌性(真菌の場合は静真菌性)と呼ばれる。抗菌薬が除去されれば，微生物は再び増殖し始める。しか

訳注 1)本邦では最大 500 mg/日が保険承認。

し，静菌性抗菌薬が作用している間に患者の免疫系が追いついてくるので，微生物を殺菌でき，通常，感染症の治療に成功する。他の抗菌薬は殺菌性とみなされ，患者の免疫系からの援助がなくても微生物を殺すよう作用する。

大部分の感染症においては，適切な静菌性薬剤を使用した場合の転帰は殺菌性薬剤を用いた場合とほぼ同じである。しかし，特定の感染症では，殺菌性薬剤が望ましいことがある。そのような感染症とは心内膜炎，髄膜炎，好中球減少症患者における感染症，あるいは骨髄炎である。患者の解剖学的局在や免疫抑制のため，これらの感染症に立ち向かうのに免疫系は有効でない。さまざまな濃度の培養液から採取した試料を，寒天培地プレートに広げることで，殺菌性の活性が決められる（**図4-1**）。プレートの細菌コロニー数を数え，最初に播種した菌を99.9%減少させる濃度（3 log）を最小殺菌濃度（minimum bactericidal concentration, MBC）とする。その薬剤のMBCがMICの4倍以下である場合に殺菌性を有すると考えられる。MBC/MIC比率が4を超える場合は静菌性と考えられる。大多数の検査室でMIC検査が広く用いられている。MBC検査はより難しく，一般的に臨床診療では行われない。**表4-2**に，各薬剤が，通常，静菌性か殺菌性かを示した。しかし，治療する起因菌や投与可能量，微生物の増殖期によって，抗菌活性は変化することに注意する必要がある。

薬物動態学的／薬力学的関係

抗菌薬には，微生物を殺菌するか，単に増殖を阻害するだけかという違いに加えて，時間とともにどう効果が現れるかという点でも違いがある。入念な研究において，特定の抗菌薬では，微生物に対

38　PART 1

表4-2　抗菌薬の薬力学的パラメータ

抗菌薬のクラス	静菌 or 殺菌	効果予想 PK/PD パラメータ
ペニシリン系抗菌薬 セファロスポリン系抗菌薬 カルバペネム系抗菌薬 モノバクタム系抗菌薬	殺菌性	時間＞MIC
バンコマイシン	殺菌性（遅効性）	AUC/MIC
フルオロキノロン系抗菌薬 アミノグリコシド系抗菌薬 メトロニダゾール ダプトマイシン	殺菌性	ピーク：MIC
マクロライド系抗菌薬 テトラサイクリン系抗菌薬 リネゾリド	静菌性	AUC/MIC
MIC：minimum inhibitory concentration（最小発育阻止濃度） AUC：area under the concentration-time curve（濃度時間曲線下面積）		

する活性は，薬剤血中濃度がMICを上回っている時間と相関することが明らかになった（時間依存的活性）。他の抗菌薬では，抗菌活性はMICを上回っている時間ではなく，MICに対する薬剤の最高濃度の比率と相関する（濃度依存的，または時間非依存的活性）。一部の抗菌薬では，活性の最もよい予測因子はMICに対する濃度時間曲線下面積（area under the concentration-time curve，AUC）の比率である。図4-2に，これらの薬物動態学的／薬力学的（pharmacokinetic，PK/pharmacodynamic，PD）パラメータを図示する。そして表4-2に，抗菌薬クラスの有効性を最も予測するパラメータを示した。これらの知見の実用的な意義は，抗菌薬の投与設計にある。例えば，アミノグリコシド系抗菌薬は，濃度依存的活性を利用するために，現在1日1回高用量で投与されることが多い。一方で，一部の臨床医は，時間依存的活性のために，セフタジジム

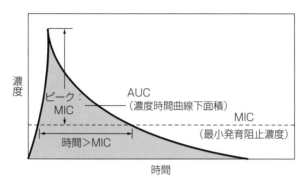

MIC: minimum inhibitory concentration
AUC: area under the concentration-time curve

図 4-2　薬物動態学的／薬力学的関係

(ceftazidime)のような β ラクタム系抗菌薬を持続投与または長時間投与で用いる。有効性を予測するこれらパラメータの基準値がわかれば，基準値達成のために抗菌薬投与を個別化することが増えるだろう。

5

抗菌薬の使用による有害な結果

　抗菌薬は確かに科学の最も有益な発見の一つといえるが，使用にはリスクを伴う。抗菌薬はアレルギー反応を起こしたり，直接的な毒性が生じたり，正常な細菌叢を変化させることで，他の微生物との重複（二次）感染の原因となったりして，患者に副作用を起こす。抗菌薬の使用は，抗菌薬耐性を発現させる基本的要因である。それは治療を受けている患者のみならず，耐性菌の伝播により他の患者にも影響をする。抗菌薬を使用するときに，このような潜在的有害事象をすべて考慮することが重要である。

抗菌薬アレルギー

　ヒト蛋白質複合体の形成によって，抗菌薬は免疫反応を誘発することがある。これらの反応は直ちに現れるかもしれないし（例えば，アナフィラキシーや蕁麻疹），遅れて発現するかもしれない（発疹，血清病，薬剤熱）。βラクタム系抗菌薬は，反応性が高い化学構造で，頻繁に使用されるため，アレルギー反応を引き起こす薬剤として最も悪名高いグループである。特定の抗菌薬にアレルギーのある患者が，それと同じクラスの別の抗菌薬に対して類似の反応を起こすかどうかの可能性を見極めるのは難しい。βラクタム系抗菌薬では，交差反応性の程度を示す一部の推定値（多く議論を呼んでいる）が存在する一方，他のクラス（例えば，フルオロキノロン系抗菌薬

42　PART 1

同士）の交差反応性の推定は基本的に存在しない。特定の抗菌薬に対しアレルギーを示す患者としてレッテルを貼ることは，将来の治療オプションを大きく制限し，効果の劣る薬剤を選択する原因となる。そのため，報告されたアレルギーが，正確にどのような性質のものであったのかを明らかにするために最大限努力する。

抗菌薬の毒性

　ヒトよりも微生物の生理機能に作用するように設計されているにもかかわらず，抗菌薬は患者に直接的な毒性作用を与える。微生物に対する選択的作用が完全でないときには，場合によって，ヒトへの毒性作用は作用機序の延長上にある。例えば，トリメトプリム（trimethoprim，TMP）の血液学的な副作用はヒトの葉酸代謝の抑制から生じるが，それは抗菌薬の効果の機序でもある。ほかにも，抗菌薬は予想外の生理学的相互作用から毒性を示す。例えば，バンコマイシン（vancomycin）によるヒスタミン遊離は特徴的なレッドマン症候群[訳注1]の原因となる。これらの毒性の一部は用量依存性かもしれない。また用量が腎機能低下に対して適切に調節されず，毒性レベルへと蓄積すると，副作用が生じることが多い。正しい用量調整により，用量依存性毒性のリスクを低下させる。

重複（二次）感染

　ヒトの身体はさまざまな細菌と真菌を保菌している。一般に，これらの微生物は共生していると考えられる。これらはヒトの体内外

――――――――――
訳注1）レッドパーソン症候群。

CHAPTER 5 43

で生活することにより恩恵を受けるが，（それらの生態系では）害は起こらない。ヒトの正常細菌叢は，ヒトに役立っている。というのも，病原菌と戦ったり，病原菌を締め出したりするからである。抗菌薬の投与により正常細菌叢を絶滅させると，病原性の薬剤耐性菌は競争することがなくなるため増殖する。これは重複（二次）感染（すなわち，ある感染に別の感染が加わる）と考えられる。例えば，抗菌薬の投与により消化器障害（gastrointestinal，GI）の起因菌 *Clostridium difficile* が異常増殖する。*C. difficile* は大部分の抗菌薬に対し，耐性である。*C. difficile* は下痢や致死的な腸炎を引き起こすことがある。同様に，広域抗菌薬の投与により，真菌（最も多いのは *Candida* 属）の過剰増殖が起こる。播種性 *Candida* 属感染は死亡のリスクが高い。正常細菌叢への影響を減らし，二次感染の可能性を減らすためには，抗菌薬は感染症が確定または推定される患者に対してのみ使用すべきである。抗菌薬は，その感染症に対して，適切で，最もスペクトラムが狭く，有効最短期間の投与にとどめる。

抗菌薬の耐性

抗菌薬使用と耐性の関係は，何千もの研究において，患者レベル（抗菌薬が投与された場合，薬剤耐性菌に感染する可能性が高くなる）と社会レベル（病院，地域，国で多くの抗菌薬を使用するほど，抗菌薬耐性は増える）で実証された。抗菌薬耐性の発現は悪循環の原因となる。耐性により，より広域なスペクトラムの抗菌薬の開発が必要となり，さらに細菌を新しい抗菌薬に耐性のあるものへと進化させ，さらに広域なスペクトラムの薬剤が必要となる……というように。近年抗菌薬開発は非常に遅れており，このことは特に問題である。抗菌薬使用と耐性の明白な関係は判明しているが，この関

係についての詳細はほとんど明らかになっていない。なぜ，一部の細菌は早期に耐性を獲得し，ほかは決して耐性を獲得しないのだろうか？　治癒の可能性を最大化し，耐性のリスクを最小化するのに妥当な治療期間はどのくらいだろうか？

ガイドライン

より詳細なレベルで抗菌薬使用と耐性の関係がもっと深く理解できるまでは，耐性が発現する可能性を最小化するための一般的なガイドラインを使用するしかない。

コロニー形成や汚染の処理に対して抗菌薬を使用しない

抗菌薬使用の大部分は，実は感染していないが，培養で微生物が検出された患者に用いられている。1セットの血液培養で表皮ブドウ球菌(*Staphylococcus epidermidis*)属が検出されたり，カテーテルが挿入された患者の尿培養から *Candida* 属種が検出されたよくある状況では，感染が本当に存在するか鑑別するために，患者を精査しなければならない。適切な診断が鍵である。

患者の感染に対し，最も狭いスペクトラムで適切な薬剤を使用する

広域抗菌薬により，抗菌薬に影響を受けた細菌を増やし，薬剤耐性と二次感染の可能性を増す。「より広い」や「より新しい」という表現は「よりよい」と同義ではない。例えば，古きよきペニシリン(penicillin)は，市場に出回っているほとんどの薬剤よりも迅速に感受性のある微生物を殺す。治療中の臨床医のゴールは常に，最適治療で狭域抗菌薬による治療でなければならない。

適切な用量の使用

　低濃度の抗菌薬に暴露した細菌は，有効量に暴露するよりも耐性を獲得しやすい。結局のところ，死んだ微生物は突然変異しないのだ！　薬力学がさらに研究されることにより，各患者ごとの適切な用量が決められ，耐性化の可能性が減らせることが望まれる。

有効性を示す最も短い治療期間の選択

　残念なことに，治療期間は感染症で最も研究が遅れている領域の一つである。標準治療期間の調査は，抗菌薬と細菌が実際どのように相互作用を示すかについてよりも，人間の考え方についてのものが多い。治療期間は，通常5，7，10，14日である。これらは正確に研究して算出されたものというよりは，十進法と1週間の日数に一致している。最新の研究においては，これまでよりも短い治療期間でもより長い期間の治療と同等に有効であること，そして耐性獲得の可能性が低いことが示されている。研究が進んで，感染症が十分に治療されたことがわかる追加的要素が明らかになれば，患者ごとに治療期間を決めることが可能になるはずである。多くの臨床医は「古い習慣は簡単になくならない」ことを知っている。しかし，次第に明らかとなる治療期間に関する新しいエビデンスを学ぶことが，重要であることを心にとどめておくべきである。

**PART
2**

抗菌薬

βラクタム系抗菌薬

6

■βラクタム系抗菌薬の概要

βラクタム系抗菌薬にはさまざまな種類の抗菌薬が含まれているため，学生や臨床医を悩ませることが多い。

ペニシリン系，セファロスポリン系，カルバペネム系抗菌薬はすべてβラクタム系抗菌薬に分類される。モノバクタム系抗菌薬〔アズトレオナム（aztreonam）〕は，構造的にβラクタム系に似ているが，βラクタム系がもつ二つのラクタム環のうち一つを欠くため，他のβラクタム系抗菌薬に対してほとんど，あるいは全く交差アレルギー反応を起こさないという特徴がある。もっと混乱することに，すべてのβラクタム系抗菌薬の名前が「○○○シリン」や「○○○ペネム」で終わったり，「セファ○○○」で始まったりするわけではない。

この複雑な種類のβラクタム系抗菌薬を理解するための最もよい方法は，それぞれの抗菌薬をグループ別に分類して，グループごとにその特徴を覚えることである。もし病院に勤務しているなら，それぞれのグループの抗菌薬の一つか二つは院内に置いてあるだろう。幸い，βラクタム系抗菌薬の共通点はそう多くない。

• すべてのβラクタム系抗菌薬は軽症の薬疹から薬剤熱，急性間質性腎炎からアナフィラキシーと，さまざまな程度の薬物過敏症反応を引き起こす可能性がある。それぞれのグループで交差反応を

起こす可能性があるが，どのくらいの頻度で起こるのか正確に把握する方法はない。論文ごとに交差反応の起こる率はさまざまな結果を示しており，現在では，過去にいわれていたほど交差反応が起こる率は高くない，というのが一般的な考え方となっている。

- 痙攣は，高用量で用いればどのβラクタム系抗菌薬でも起こりうる。いくつかの抗菌薬は，これらの副作用で他の抗菌薬よりもよく知られている。毒性レベルにいたる蓄積は，腎機能障害に応じて抗菌薬の用量を適切に調節しなかった結果によっても起こりうる。患者の腎機能障害を適宜チェックしているだろうか？

- すべてのβラクタム系抗菌薬に共通する作用機序は，細菌の細胞壁にあるトランスペプチダーゼ〔つまり，ペニシリン結合蛋白（penicillin-binding proteins，PBP）〕を阻害することである。そのため，一つの感染症に対して2種類のβラクタム系抗菌薬を併用投与する機会は，いくつかの例外を除けばそう多くなく，一般的には有用ではない。

- すべての β ラクタム系抗菌薬は，*Mycoplasma pneumoniae* や *Chlamydophila pneumoniae* などの非定型微生物に対して効果がない。市中肺炎のときのように，これらの微生物を想定している場合には，別の作用機序をもった抗菌薬を追加する必要がある。

- 現在使用できるほぼすべての β ラクタム系抗菌薬は，メチシリン耐性黄色ブドウ球菌（methicillin-resistant *Staphylococcus aureus*，MRSA）に対する活性をもっていないため，MRSA を起因菌として想定している場合は，バンコマイシン（vancomycin）や他の MRSA 活性をもった抗菌薬を追加する。現時点では唯一，第五世代セファロスポリンであるセフタロリン（ceftaroline）が抗 MRSA 活性をもっている。

βラクタム系抗菌薬の共通点を一度理解すれば，相違点を学ぶのはより楽になるだろう。

ペニシリン系抗菌薬

■ペニシリン系抗菌薬の概要

　ペニシリン系抗菌薬は，抗菌薬の中でも最も種類が多く，最も古い歴史をもつ抗菌薬グループである。1930年代に天然ペニシリンが初めて開発されて以降，ペニシリン開発の歴史は，微生物が獲得してきた耐性を乗り越えてつくりあげたものであったといえる。グラム陰性菌に対する活性を獲得することで，天然ペニシリンがもつ欠点が克服されてきたため，ペニシリン系抗菌薬を理解するためには，カバーできる微生物のスペクトラムごとに分類するとよい。

　ペニシリン系抗菌薬には以下の共通点がある。

- ペニシリン系抗菌薬は非常に短い半減期をもつ（2時間未満）ため，1日に複数回の投与が必要となる。大半の薬剤は腎機能障害があると排泄に時間がかかるため，腎機能の正常な患者に投与する場合よりも半減期が長くなる。

- 他のβラクタム系抗菌薬と同じように，ペニシリン系抗菌薬も薬物過敏症反応を起こす。もし患者が本当にペニシリンアレルギーがあるならば，たとえ異なるクラスのペニシリン系抗菌薬であっても投与は避けるべきである。重篤な薬物過敏症反応でない場合は，セファロスポリン系抗菌薬やカルバペネム系抗菌薬を代替薬として使用することもできるだろう。

- 多くのペニシリン系抗菌薬は，経口薬であっても消化管からの吸

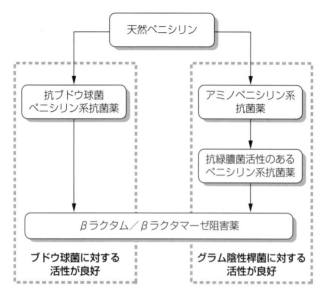

図6-1 ペニシリン系抗菌薬の開発

収率が一般的には悪い。経口治療を行う場合には副作用として下痢を起こすこともある。静注薬から経口薬へ切り替える場合には，体内における実際の抗菌薬の量が減ることがあるので，投与量には十分に注意する必要がある。

多くのペニシリン系抗菌薬は，天然ペニシリンが利用できるようになってから開発が進んだ。βラクタマーゼ阻害薬が開発される前まで，ペニシリン系抗菌薬の開発は，主にブドウ球菌〔メチシリン感受性黄色ブドウ球菌(methicillin-sensitive *Staphylococcus aureus*, MSSA)〕もしくはグラム陰性桿菌に対する活性を獲得するために発展した(図6-1)。

天然ペニシリン

抗菌薬：ペニシリン G，ペニシリン V

ペニシリンが 1929 年にアレクサンダー・フレミングによって発見されたことは誰もが聞いたことがあるだろう。

数年後にペニシリンが抗菌薬として利用できるようになり，社会，特に創傷治療において多大な影響を与えるようになった。この発見の重要性は第二次世界大戦において最も顕著であり，連合国軍はペニシリンを使って多くの人々の生命や四肢を守ることができたが，枢軸国側はできなかった。

残念ながら，ブドウ球菌はペニシリンに対しすぐに耐性をもつようになってしまったため，そこから新しい β ラクタム系抗菌薬の開発が進むことになり，結果として今日さまざまな種類の β ラクタム系抗菌薬が存在することとなった。

黄色ブドウ球菌（*Staphylococcus aureus*）のペニシリンに対する耐性獲得により，天然ペニシリンの抗菌薬スペクトラムは過去 60 年間において著しく狭まり，今日ではほとんどすべての黄色ブドウ球菌が天然ペニシリンに対して耐性をもつようになってしまったが，稀に現在でもペニシリン感受性の黄色ブドウ球菌に遭遇することがある。

作用機序

すべての β ラクタム系抗菌薬は,細胞壁でペプチドグリカンの架橋結合を阻害し,自己分解と細胞死に導く。

スペクトラム(活性がある微生物)

活性度が高い:(梅毒)トレポネーマ・パリダム(*Treponema pallidum*),大半の連鎖球菌〔肺炎球菌(*Streptococcus pneumoniae*)を含む〕

活性度が中等度:腸球菌

活性度が低い:上記以外ほとんどすべて

副作用

他の β ラクタム系抗菌薬と同様。

■重要事項

- 天然ペニシリンは半減期が大変短いため,頻回投与か持続投与が必要となる。長時間作用型〔プロカインペニシリン,ベンザチン(benzathine)ペニシリン〕は筋注薬として利用が可能である。これらの薬剤は投与量が静注薬と全く異なるため,投与量を正確に確認することが重要である。さらに,プロカインやベンザチンを血管内に投与すると致死的となるため,注意する。
- ペニシリン V はペニシリン G の経口薬であるが,ほかに優れた経口薬がたくさんあるため,使用される場面はそう多くない。

CHAPTER 6　57

- ペニシリンGは梅毒の治療として現在でも重要な薬剤である。
- ペニシリンは，耐性をもつ菌種が多いため，ペニシリンをエンピリック治療に用いることはできない。教科書や参考文献の中にはペニシリンの耐性に基づく適切な使用についてアップデートされていないものもある。
- 肺炎球菌に対する静注ペニシリンのブレークポイントは，近年になり変更されている。これによって，これまで耐性肺炎球菌と分類されていた株の割合が著しく減少した。しかし，これらには二つの注意点が含まれている。
  (1)静注ペニシリンのみに対してのブレークポイントである。
  (2)中枢神経系感染症には従来のブレークポイントが判定に用いられる。覚えておきたいのは，ブレークポイントは治療効果が得られるかどうかの予測に用いることはできるが，常にそれが正しいとは限らないということである。

何に効くか

　梅毒，特に神経梅毒の治療。ペニシリンが不足しているときは，病院ではこの適応疾患の治療のために薬剤を保管しておくことが多い。
　咽頭炎や心内膜炎のような感受性のある連鎖球菌による感染症の治療にも用いられる。

忘れないで！

　ペニシリンで治療できるほとんどの微生物は，より投与が簡便で，狭域スペクトラムである他のβラクタム系抗菌薬にて治療することが可能である。

抗ブドウ球菌ペニシリン系抗菌薬

抗菌薬：ナフシリン(nafcillin)，オキサシリン(oxacillin)，ジクロキサシリン(dicloxacillin)，メチシリン(methicillin)，クロキサシリン(cloxacillin)

　黄色ブドウ球菌がペニシリンに対する耐性を獲得するまでに，それほど時間はかからなかった。ペニシリンが広く利用されるようになって数年ののちには，ブドウ球菌はβラクタマーゼを産生するようになり，ブドウ球菌の感染症にペニシリンは使用できなくなってしまった。ペニシリンの基本的な構造を修正して，これらのβラクタマーゼに抵抗をもつような抗菌薬が開発され，抗ブドウ球菌ペニシリン系抗菌薬が誕生した。構造の修正によって，ペニシリナーゼ（ペニシリン系抗菌薬に対してはたらくβラクタマーゼ）を産生するブドウ球菌には活性をもつようになったが，天然ペニシリンと同様にグラム陰性菌に対する活性の弱さは改善されなかった。

作用機序

　すべてのβラクタム系抗菌薬は，細胞壁でペプチドグリカンの架橋結合を阻害し，自己分解と細胞死に導く。

スペクトラム

活性度が高い：MSSA，連鎖球菌

活性度が低い：グラム陰性桿菌，腸球菌，嫌気性菌，MRSA

副作用

他の β ラクタム系抗菌薬と同様だが，間質性腎炎の発生率（頻度）が多い。

■重要事項

- 抗ブドウ球菌ペニシリン系抗菌薬は，半減期が短く，頻回な投与が必要である。そのため静脈炎を起こしやすいという欠点がある。患者に静脈炎が起こっていないか？　もしそうであれば，第一世代セファロスポリンを代替薬として試してみるとよい。

- たいていの抗ブドウ球菌ペニシリン系抗菌薬は，大部分が肝臓から排泄されるため，腎機能障害によって投与量を調節する必要はない。

- 抗ブドウ球菌ペニシリン系抗菌薬はすべて，治療上互換性があるため，メチシリンに対して感受性のある黄色ブドウ球菌（メチシリンそのものは現在使用されていない）は，オキサシリン，ナフシリン，ジクロキサシリン，クロキサシリンにも感受性をもつということになる。したがって，MSSA＝O (oxacillin-) SSA＝N (nafcillin-)SSA＝……，と表記できる。

何に効くか

MSSA による心内膜炎や皮膚・軟部組織感染症の治療。

忘れないで！

βラクタム系抗菌薬は，ブドウ球菌を死滅させる時間がバンコマイシンよりも短い。そのため MSSA 感染症を起こしている患者で，重篤なβラクタム系抗菌薬アレルギーがなければ，抗ブドウ球菌ペニシリン系などのβラクタム系抗菌薬に治療薬を変更するべきである。重篤な感染症においては，アウトカムの点で，これが重要な違いであることが示されている。

アミノペニシリン系抗菌薬

抗菌薬：アモキシシリン（amoxicillin），アンピシリン（ampicillin）

　抗ブドウ球菌ペニシリン系抗菌薬は，天然ペニシリンのもつ抗グラム陽性球菌活性を改善することに成功したが，グラム陰性菌に対する効果は改善できなかった。アミノペニシリン系抗菌薬は水溶性が増したことで，いくつかのグラム陰性菌の細胞壁のポーリンチャネルを通過することができるようになった。しかし，βラクタマーゼに破壊されてしまうことと，世界中の多くの地域で耐性を獲得されているのが実情である。ブドウ球菌はほとんどの株がペニシリナーゼを産生するため，アミノペニシリンがブドウ球菌に対して活性をもつことはめったになく，緑膿菌（*Pseudomonas aeruginosa*）に対して活性がないことも忘れないでほしい。

作用機序

　すべてのβラクタム系抗菌薬は，細胞壁でペプチドグリカンの架橋結合を阻害し，自己分解と細胞死に導く。

スペクトラム

活性度が高い：連鎖球菌，腸球菌
活性度が中等度：腸内グラム陰性桿菌，*Haemophilus* 属
活性度が低い：ブドウ球菌，嫌気性菌，*Pseudomonas* 属

副作用

他の β ラクタム系抗菌薬と同様。アミノペニシリンは経口投与すると高い発生率(頻度)で下痢を起こす。

■重要事項

- アンピシリンは経口的に投与することもできるが，アモキシシリンのほうが推奨される。アモキシシリンのほうが生物学的利用率(吸収率)は良好で，忍容性が高く(服用しやすく)，投与回数がより少なくて済むためである。アンピシリンは静注薬として，アモキシシリンは経口薬として使用する。欧州ではアモキシシリンは静注で使用されている。

- アンピシリンは感受性のある腸球菌に使用する。

- これらの薬剤は妊婦の尿路感染症の代替薬としても挙げられている。妊婦に使用できる薬剤として，米国食品医薬品局 (Food and Drug Administration, FDA) のカテゴリーB に分類されていること，腎排泄であることが理由だが，大腸菌 (*E. coli*) のアミノペニシリン系抗菌薬に対する耐性率は高いため，感受性検査を行う必要がある。

何に効くか

感受性のあるグラム陰性桿菌，腸球菌，連鎖球菌による感染症。

グラム陰性菌に対する耐性が多いため，複雑性の医療関連感染において利用されることは少ない。

アモキシシリンは連鎖球菌性の咽頭炎（strep throat）などの上気道感染症や，中耳炎（耳の感染症）などによく用いられる。

忘れないで！

腸球菌に対する殺菌性効果を得るために，アンピシリン（あるいは他のβラクタム系抗菌薬）はアミノグリコシド系抗菌薬を併用する。特に心内膜炎などの重篤な疾患において併用すべきである。

抗緑膿菌活性のあるペニシリン系抗菌薬

抗菌薬：ピペラシリン(piperacillin)，メズロシリン(me-zlocillin)，カルベニシリン(carbenicillin)，タイカルシリン(ticarcillin)

　これまでに挙がったペニシリン系抗菌薬は，緑膿菌つまり，複数の抗菌薬に耐性を示し，かつ，医療関連感染の代表的な起因菌に対する抗菌活性がない。本章では，抗緑膿菌活性のあるペニシリン系抗菌薬について述べる。これらの抗菌薬は，緑膿菌や他の薬剤耐性を示すグラム陰性桿菌に対して抗菌活性がある。しかしながら，βラクタマーゼに対しては，既出のペニシリン系やアンピシリン系抗菌薬と同様の感受性を示すことから，ブドウ球菌に対する抗菌活性はもたない。また，βラクタマーゼ産生のグラム陰性桿菌も耐性を示す。連鎖球菌や腸球菌には感受性がある。

作用機序

　すべてのβラクタム系抗菌薬は，細胞壁でペプチドグリカンの架橋結合を阻害し，自己分解と細胞死に導く。

スペクトラム

活性度が高い：緑膿菌，連鎖球菌，腸球菌
活性度が中等度：腸内グラム陰性桿菌，*Haemophilus* 属
活性度が低い：ブドウ球菌，嫌気性菌

副作用

他の β ラクタム系抗菌薬と同様。

■重要事項

- このクラスの抗菌薬はペニシリンのグラム陽性菌に対する抗菌活性があり，多くの連鎖球菌や腸球菌に対しても抗菌活性がある。
- 抗緑膿菌活性のあるペニシリン系抗菌薬は，そのままで使用できるが，β ラクタマーゼ阻害薬との合剤として使用することのほうが多い（次項参照）。
- ピペラシリンは最もよく投与される抗菌薬である。タイカルシリンよりも抗緑膿菌活性が強力である。カルベニシリンは経口投与が可能であるが，尿路感染症を除いた感染症において，有効血中濃度を達成できない。メズロシリンはあまり使用されない。

何に効くか

感受性のある *Pseudomonas* 属や他のグラム陰性桿菌による感染症に有効である。グラム陽性菌が抗緑膿菌活性のあるペニシリンに感受性がある場合，より狭域なスペクトラムのペニシリンにも同様

に感受性があり，原則として狭域スペクトラムの抗菌薬を使用すべきである。

忘れないで！

抗緑膿菌活性ペニシリン系抗菌薬は，緑膿菌感染症の治療において，ステップダウンの抗菌薬である（ディ・エスカレーション）。しかしながら，エンピリック治療の抗菌薬としては不適切である。その理由は，医療関連感染を引き起こす他のグラム陰性桿菌（大腸菌など）が，βラクタマーゼを産生し耐性を示すことが多いからである。βラクタマーゼに抵抗性のある抗菌薬から開始し，感受性結果がよければ，抗緑膿菌活性のあるペニシリン系抗菌薬に変更するのが望ましい。

βラクタマーゼ阻害薬配合（ペニシリン系）抗菌薬

抗菌薬：アンピシリン／スルバクタム (ampicillin/sulbactam)，アモキシシリン／クラブラン酸(amoxicillin/clavulanate)，ピペラシリン／タゾバクタム(piperacilin/tazobactam)，タイカルシリン／クラブラン酸(ticarcillin/clavulanate)

　アミノペニシリン系や抗緑膿菌活性のあるペニシリン系抗菌薬は，グラム陰性桿菌に対して良好な固有活性があるが，βラクタマーゼに対してはペニシリンGと同様の感受性があるにすぎない。したがって，大多数のブドウ球菌属や多くのグラム陰性桿菌，嫌気性菌がβラクタマーゼ産生能を獲得しているため，これらに対する治療薬としては有用ではない。いいかえれば，βラクタマーゼに抵抗性のあるペニシリンをどのように作り出すか，グラム陰性桿菌に対する抗菌活性をどのように高めるかを学習したが，両立はできていないということだ。βラクタマーゼ阻害薬はβラクタマーゼに対抗するが，実際のところ，この阻害薬はβラクタム系の構造に類似しているものの単剤での抗菌活性はほとんどない。不可逆的にβラクタマーゼと結合することで，同時投与されたβラクタム系抗菌薬がβラクタマーゼによって破壊されるのを防ぎ，βラクタム薬による治療が有効となる。

　βラクタム薬／βラクタマーゼ配合抗菌薬の抗菌活性を考えるに

あたり，βラクタマーゼ阻害薬はあくまでもβラクタム薬が病原体を殺菌する自由を与えるだけであり，抗菌活性を増強させるわけではないことを覚えておく必要がある。したがって，この配合薬は，βラクタム薬がβラクタマーゼ配合により固有活性を示す細菌に対してのみ有効である。例えば，アンピシリン／スルバクタムはβラクタマーゼ産生大腸菌に対して有効であるが，これはアンピシリン単剤でβラクタマーゼ非産生大腸菌に対して有効なためである。しかしながら，緑膿菌に対して有効でないのは，アンピシリンが緑膿菌に対する抗菌活性を有さないためである。一方，ピペラシリン／タゾバクタムは緑膿菌に対して有効であり，それはピペラシリン単剤でも緑膿菌に対して有効なためである。これらの抗菌薬は非常に広域な抗菌活性スペクトラムを有するものの，薬剤によって違いがある。正しくは，βラクタマーゼ阻害薬は（βラクタム単剤の）抗菌活性を広げるのではなく，回復させるということを心にとめておきたい。

作用機序

　すべてのβラクタム系抗菌薬は，細胞壁でペプチドグリカンの架橋結合を阻害し，自己分解と細胞死に導く。βラクタマーゼ阻害薬は構造的にβラクタム系抗菌薬と類似しており，多くのβラクタマーゼに結合することにより，βラクタマーゼがβラクタムを不活化させることを阻害する。

スペクトラム

　活性度が高い：MSSA[訳注1]，連鎖球菌，腸球菌，多くの嫌気性菌，

腸内グラム陰性桿菌，緑膿菌（ピペラシリン／タゾバクタム，およびタイカルシリン／クラブラン酸のみ）

活性度が中等度：高度のβラクタマーゼ産生グラム陰性桿菌[訳注2]

活性度が低い：MRSA，ESBL（extended-spectrum beta-lactamase）産生グラム陰性桿菌

副作用

他のβラクタム系抗菌薬と類似している。

■重要事項

- このクラスの抗菌薬のうち，アモキシシリン／クラブラン酸は経口投与が可能である。投与量には幅があるが，高用量により下痢を生じやすくなる。

- これらの配合薬に組み込まれたβラクタマーゼ阻害薬は，すべてのβラクタマーゼに有効なわけではない。多くのβラクタムを破壊する能力をもつ新しいβラクタマーゼが次々と発見されており，徐々に広がりつつある。

- 研究目的を除き，βラクタマーゼ阻害薬は，配合薬として存在しているもの以外に単剤では使用することはできない。

- スルバクタムは *Acinetobacter baumannii* に対して有効な抗菌活性がある。本菌は医療関連感染を引き起こす高度の薬剤耐性グラ

訳注1）一般に MSSA に対して，ピペラシリン，ピペラシリン／タゾバクタムの最小発育阻止濃度（minimum inhibitory concentration，MIC）は高く中等度の活性と考えられている。

訳注2）β-ラクタマーゼ産生グラム陰性桿菌は，配合薬でないと治療できない。

ム陰性桿菌である。このため，本菌による感染症の治療薬として，高用量のアンピシリン／スルバクタムが使用可能である。

- アモキシシリン／クラブラン酸とアンピシリン／スルバクタムは，ほぼ同一の抗菌活性スペクトラムがあるが，クラブラン酸はスルバクタムよりも β ラクタマーゼを阻害する能力が高い。このためにスルバクタムはより高用量で投与されている。感受性検査結果の違いは，検査の際に低用量でスルバクタムが使われているためかもしれない。

何に効くか

医療関連感染，特に，院内肺炎に対する初期治療（アミノペニシリンをベースとした配合薬ではないもの）。好気性菌と嫌気性菌に対する抗菌活性があるため，腹腔内感染症，糖尿病性潰瘍，誤嚥性肺炎といった混合感染に対する初期治療に適している。

アモキシシリン／クラブラン酸は，上気道感染症において，β ラクタマーゼ産生菌が検出されるか，その関与が疑われる場合に投与される。

忘れないで！

培養結果が判明したら狭域の抗菌薬に変更すること。初期治療には適しているが，代替薬がある場合，最適治療には適していない。どの薬剤に抗緑膿菌活性があるのか，もしくはないのか，確認しておく必要があり，抗菌薬の投与に関わる主要な違いである。例えば，アンピシリン／スルバクタムは院内肺炎の治療薬として不適切であり，ピペラシリン／タゾバクタムは市中肺炎の治療薬としては過剰である。

セファロスポリン系抗菌薬

■セファロスポリン系抗菌薬の概要

　セファロスポリン系抗菌薬は，抗菌薬の中でおそらく最も紛らわしいグループといえるだろう。一部の例外を除き，セファロスポリン系抗菌薬は便宜上，抗菌活性スペクトラムと関連し「世代」で分類されているからだ。かなり多くの種類のセファロスポリン系抗菌薬が発売されているが，ほとんどの医療機関で使用されているものはそれほど多くないため，実際に選択することはそれほど難しくないはずである。一般的には，まず各世代の特徴を理解し，それから個々の抗菌薬の癖をつかんでいくと理解しやすい。セファロスポリン系抗菌薬の各世代で，一般的な抗菌活性をもつ薬剤を **図6-2** に示す。

　セファロスポリン系抗菌薬は，いくつか共通する構成要素をもっている。

- セファロスポリン系抗菌薬は，世代間で程度の差はあるものの，ペニシリン系抗菌薬と交差するアレルゲンがあるといわれている。どの程度ペニシリン系抗菌薬とセファロスポリン系抗菌薬の交差するアレルギーの反応があるのかについては評価が異なるが，おそらく非常に低く10％以下であろう。より新しい世代であればさらにその可能性は低く，3～5％といわれている。しかし，ペニシリン系抗菌薬アレルギーの患者において，セファロス

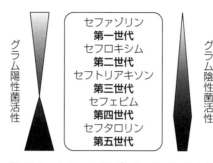

図 6-2 セファロスポリン系抗菌薬の世代ごとの活性

ポリン系抗菌薬を使用することは，リスクと利点のバランスを考える必要がある．医療面接で患者のアレルギーを正確に評価し，セファロスポリン系抗菌薬の投与に関連するリスクレベルを十分検討するべきである．嘔気はアレルギー反応ではないかもしれないが，蕁麻疹とアナフィラキシーの徴候については，深刻に受け止め，大いに注意する必要があり，可能な限り他のクラスの抗菌薬を使用するべきであろう．

- 通常，セファロスポリン系抗菌薬は，ペニシリン系抗菌薬よりもβラクタマーゼに不活化されにくい．βラクタマーゼのうち，ペニシリン系抗菌薬に対して活性がありセファロスポリン系抗菌薬に対して活性がないものを，ペニシリナーゼと呼ぶ．セファロスポリン系抗菌薬を不活性化するβラクタマーゼ(セファロスポリナーゼ)も存在しており，その割合が増加している．

第一世代のセファロスポリン系抗菌薬

抗菌薬：セファゾリン(cefazolin)，セファレキシン(cephalexin)，セファドロキシル(cefadroxil)，セファロチン(cephalothin)

　医療機関で使用される抗菌薬の中で，第一世代のセファロスポリン系抗菌薬は最もよく使用されるクラスである。なぜか？　それは，手術部位感染症を予防するために，手術直前に使用されるからである。この使用目的においてセファロスポリン系抗菌薬は，スペクトラム，安価なコスト，副作用発現率の低さなどから理想的であるといえる。同じ理由で，皮膚・軟部組織感染症を治療する際にも有用である。

作用機序

　すべてのβラクタム系抗菌薬は，細胞壁でペプチドグリカンの架橋結合を阻害し，自己分解と細胞死に導く。

スペクトラム

　活性度が高い：MSSA，連鎖球菌
　活性度が中等度：一部の腸内グラム陰性桿菌
　活性度が低い：腸球菌，嫌気性菌，MRSA，*Pseudomonas*属

副作用

他のβラクタム系抗菌薬と同様。

■重要事項

- 抗ブドウ球菌ペニシリン系抗菌薬の代替として，第一世代のセファロスポリン系抗菌薬は優れている。静脈炎の発生頻度はより低く，点滴の回数も少なくて済む。しかし，抗ブドウ球菌ペニシリン系抗菌薬とは異なり，血液脳関門を通過できないため，中枢神経系感染症に対して使用してはならない。
- セファレキシンとセファドロキシルは経口投与が可能であるが，ほかは経口投与できない。

何に効くか

皮膚・軟部組織感染症，外科的な予防，MSSA による心内膜炎。

忘れないで！

医療機関で用いられる第一世代セファロスポリン系抗菌薬で最も一般的な適応は，手術における予防的投与である。この予防目的で使用するのであれば，抗菌薬の使用期間を制限する必要がある。2回以上抗菌薬を投与することは稀で，24 時間以上投与するということは通常認められない。24 時間以上抗菌薬を使用することで感染率が低下することはなく，むしろ入院の後半に耐性菌の問題を起こす可能性がより高くなってくる。

第二世代のセファロスポリン系抗菌薬

抗菌薬：セフロキシム（cefuroxime），セフォキシチン（cefoxitin），セフォテタン（cefotetan），セフプロジル（cefprozil），ロラカルベフ（loracarbef），セフメタゾール（cefmetazole），セフォニシド（cefonicid），セファマンドール（cefamandole），セファクロル（cefaclor）

　第二世代のセファロスポリン系抗菌薬は，いまだにグラム陽性菌に対しても使用されているが，第二世代の抗菌薬は第一世代に比べ，グラム陰性菌への活性がより強く，グラム陽性菌への活性がやや弱い。そして，グラム陰性菌のβラクタマーゼに対して第一世代より安定しており，インフルエンザ菌（*Haemophilus influenzae*）と淋菌（*Neisseria gonorrheae*）に対して活性をもつのが特徴である。セファロスポリン系抗菌薬の中で，第二世代の薬剤数が最も多いが，米国の病院での使用量はおそらく最も少ないだろう。

作用機序

　すべてのβラクタム系抗菌薬は，細胞壁でペプチドグリカンの架橋結合を阻害し，自己分解と細胞死に導く。

スペクトラム

活性度が高い：一部の腸内グラム陰性桿菌，*Haemophilus* 属，*Neisseria* 属

活性度が中等度：連鎖球菌，ブドウ球菌，嫌気性菌（セフォテタン，セフォキシチン，セフメタゾールのみ）

活性度が低い：腸球菌，MRSA，*Pseudomonas* 属

副作用

　他のβラクタム系抗菌薬と同様。ただ，N-メチルチオテトラゾール（methylthiotetrazole，MTT）側鎖を有するセファロスポリン系抗菌薬（セファマンドール，セフメタゾール，セフォテタン）はビタミン K 産生を阻害するため，出血傾向を生じることがある。さらに，エタノールとともに投与されると，これら MTT を有するセファロスポリン系抗菌薬は，ジスルフィラム様反応（アンタビュース様作用）を引き起こすことがある。感染症治療中，入院患者のほとんどがアルコールを摂取することはないが，外来患者に対しては，この薬物相互作用に関して注意を促す必要がある。専門医試験においてこの薬物相互作用は頻出の設問である。

■重要事項

- 第二世代のセファロスポリン系抗菌薬と類似した活性があるため，第二世代に分類される「セファマイシン系」がある。これらセファマイシン系には，セフォキシチン，セフォテタン，セフメタゾールが含まれる。セファマイシン系には他の第二世代とは異な

る重要な特徴がある。それは嫌気性菌への活性があることだ。消化管内の嫌気性菌の多くに活性があるため，腹部手術の感染症予防でセフォキシチンとセフォテタンがよく使用される。

- ロラカルベフは，厳密に分類するとカルバセフェム系となる。しかし，この些細な分類を覚えるよりは，もっと重要なことを覚えるために労力を使うべきだ。

- セファクロル，セフプロジル，ロラカルベフは経口投与のみが可能である。セフロキシムは静注と経口薬が使用でき，残りの薬剤（セフォキシチン，セフォテタン，セフメタゾール，セフォニシド，セファマンドール）は静注のみである。

- 第一世代のセファロスポリン系抗菌薬と同じく，第二世代の抗菌薬は血液脳関門を通過しないため，中枢神経系感染症の治療に用いることはできない。

何に効くか

上気道感染症，市中肺炎，淋病，外科的予防（セフォテタン，セフォキシチン，セフロキシム）。

忘れないで！

セファマイシン系抗菌薬は嫌気性菌への優れた活性があるが，*Bacteroides fragilis* グループの中にはセファマイシン系へ耐性を示すものが増えている。セファマイシン系抗菌薬を手術時の感染症予防として使用した場合，手術後の抗菌薬の使用期間を制限する必要がある。もし，手術後に感染症が生じた場合には，βラクタマーゼ阻害薬を配合した抗菌薬を使用するか，グラム陰性菌に効く抗菌薬

にメトロニダゾール（metronidazole）を併用するなどの治療へ変更
するべきである。

第三世代のセファロスポリン系抗菌薬

抗菌薬：セフトリアキソン(ceftriaxone)，セフォタキシム(cefotaxime)，セフタジジム(ceftazidime)，セフジニル(cefdinir)，セフポドキシムプロキセチル(cefpodoxime proxetil)，セフィキシム(cefixime)，セフチブテン(ceftibuten)

　第一世代や第二世代と比較して，第三世代のセファロスポリン系抗菌薬はグラム陰性菌に対し，より優れた活性を示す。また，連鎖球菌に対し良好な活性を示す一方，前世代のセファロスポリン系抗菌薬よりブドウ球菌に対する活性度は一般的には劣る。これらの薬剤は多くの異なる用途をもつ広域スペクトラムの抗菌薬である。

作用機序

　すべてのβラクタム系抗菌薬は，細胞壁でペプチドグリカンの架橋結合を阻害し，自己分解と細胞死に導く。

スペクトラム

　活性度が高い：連鎖球菌，腸内グラム陰性桿菌，*Pseudomonas*属(セフタジジムのみ)

84   PART 2

活性度が中等度：MSSA（セフタジジムは効果が乏しい）
活性度が低い：腸球菌，*Pseudomonas* 属（セフタジジムを除く），
嫌気性菌，MRSA

副作用

他の β ラクタム系抗菌薬と同様。第三世代のセファロスポリン系抗菌薬は，*Clostridium difficile* 関連下痢症[訳注1]に最も関連する抗菌薬の一つである。セフポドキシムはビタミン K 産生を阻害する N-MTT 側鎖をもつ（詳しくは第二世代のセファロスポリン系抗菌薬の章を参照）。

■重要事項

- セフタジジムは第三世代の抗菌薬のスペクトラムの活性ルールにおいて例外的である。他の薬剤と異なり抗緑膿菌作用を有するが，グラム陽性菌に対し臨床的に有用な活性がない。
- セフトリアキソン，セフォタキシム，セフタジジムは血液脳関門を効果的に通過するため，中枢神経系感染症の治療に対し有効で

訳注1）2010 年に米国医療疫学学会（SHEA），および米国感染症学会（IDSA）が公開した「成人におけるクロストリジウム・ディフィシル感染症のための臨床実践ガイドライン」*では，これまでクロストリジウム・ディフィシル関連疾患（*Clostridium difficile* associated diseses，CDAD）と呼ばれていたものが，クロストリジウム・ディフィシル感染症（*Clostridium difficile* infection，CDI）に変更された。

  *Cohen SH, Gerding DN, Johnson S et al：Clinical practice guidelines for Clostridium difficile infection in adults: 2010 update by the society for healthcare epidemiology of America（SHEA）and the infectious diseases society of America（IDSA）. Infect Control Hosp Epidemiol 31（5）：431-455. 2010 http://www.cdc.gov/HAI/pdfs/cdiff/Cohen-IDSA-SHEA-CDI-guidelines-2010. pdf

ある。しかしながら，薬剤それぞれの活性が異なるため，臨床医は感染症の種類に応じてそれらの薬剤を使い分ける必要がある。セフタジジムは，肺炎球菌が主な原因となる市中感染性髄膜炎に対しては選択薬とはならない。

- 第三世代のセファロスポリン系抗菌薬はグラム陰性桿菌における耐性を誘発することで名高い。医療関連感染に対し有用であることから，広域スペクトラムの薬剤が過剰に使用されることで結果として治療が困難な微生物の発生につながることもある。

- セフトリアキソン125 mgの1回筋注投与は，長年にわたり淋病に対する治療の選択薬であった。しかし，最近では耐性が増加したため1回の筋注投与量が250 mgに増量された。淋病の治療を行う患者には，クラミジアに対する初期治療も行われるべきである。これにはセフトリアキソンは効かない。

- セフトリアキソンは腎臓および胆道の二通りで排泄される特徴がある。腎機能障害により用量調整する必要はなく，尿路感染症に有効である。

- セフトリアキソンを新生児に使用する際には二つの問題がある。カルシウムを含む薬剤との相互作用により肺と腎臓に沈殿する結晶を形成して致死的な影響をもたらすこと，また結果的に高ビリルビン血症となる胆泥を生じることである。この場合にはセフトリアキソンの投与を避ける。一方で，セフォタキシムは小児に対する薬剤としてより安全である。

何に効くか

下気道感染症，腎盂腎炎，医療関連感染(セフタジジム)，ライム病(セフトリアキソン)，髄膜炎，淋病，皮膚・軟部組織感染症，発

熱性好中球減少症(セフタジジム)。

忘れないで！

　髄膜炎を除くほぼすべての適応疾患に対し，セフトリアキソンは1日1回投与の薬剤である。髄膜炎患者に対しては，静注で12時間ごとに1回2gを投与し，(もし適応があれば)バンコマイシンとアンピシリンを併用する。

第四世代のセファロスポリン系抗菌薬

抗菌薬：セフェピム(cefepime)

　第四世代のセファロスポリン系抗菌薬はただ一つ，セフェピムである。セフェピムは *Pseudomonas* 属を含むグラム陰性菌とグラム陽性菌の両方に対し活性をもつ広域スペクトラムの抗菌薬である。スペクトラムの覚え方の一つとしては，セファゾリン(第一世代)＋セフタジジム(第三世代)＝セフェピム(第四世代)である。

作用機序

　すべてのβラクタム系抗菌薬は，細胞壁でペプチドグリカンの架橋結合を阻害し，自己分解と細胞死に導く。

スペクトラム

活性度が高い：MSSA，連鎖球菌，*Pseudomonas* 属，腸内グラム陰性桿菌

活性度が中等度：*Acinetobacter* 属

活性度が低い：腸球菌，嫌気性菌，MRSA

副作用

他のβラクタム系抗菌薬と同様。

■重要事項

• セフェピムは広域スペクトラムの抗菌薬である。多くの医療関連感染に対する初期治療として優れた選択肢になるが，多くの市中感染症に対しては，過剰となる。セフェピムを用いて初期治療を行うときには，可能な限りディ・エスカレーション（最適治療への変更）を行うことを確認する。

• セフェピムはセフタジジムよりもグラム陽性球菌に対する活性が良好であることから，発熱性好中球減少症に対する単剤療法においてよりよい選択肢となる。第三世代のセファロスポリン系抗菌薬よりも，グラム陰性桿菌に対する耐性も引き起こしにくい。過度に使用してはいけない。

• セフェピムと他の薬剤を比較して，死亡率が増加したことを示したメタアナリシスが発表されて以降，一時的にセフェピムには悪い評判がたった。それに対し多くの臨床医は懐疑的であったが，FDA によるさらなる分析によりセフェピムにかけられた疑いは赦免されたのである。

何に効くか

発熱性好中球減少症，院内肺炎，頭部術後の髄膜炎，その他の医療関連感染。

忘れないで！

セフェピムは主に医療関連感染に対し使われる。尿路感染症や下気道感染症に対しても適応にはなるが，多くの市中感染症の原因微生物に対しては過剰な治療である。

第五世代のセファロスポリン系抗菌薬

抗菌薬：セフタロリン

　ユニークな特徴をもつ唯一の新しいセファロスポリン系抗菌薬である。「第五世代」セファロスポリン系抗菌薬として市場に出回ることが期待されているが，そのコンセンサスはまだない。この薬剤のユニークな点は MRSA に対する活性である。薬剤の構造は，他のβラクタム系抗菌薬との親和性が低い MRSA のペニシリン結合蛋白 2a に結合するように設計されている。他のセファロスポリン系抗菌薬とは異なり，セフタロリンは *Enterococcus faecalis*（*Enterococcus faecium* ではない）に対し中等度の活性をもつ。セフェピムのグラム陰性菌に対する作用の一部は失われ，セフトリアキソンに類似したグラム陰性菌に対する活性度をもつ。MRSA の有病率が高い時代に，セフタロリンがもたらす治療の可能性は興味深い。しかし，非常に新しいがゆえに，その役割はまだ明確に定義されていない。類似した特徴をもつ薬剤はほかにも存在するが〔セフトビプロール（ceftobiprole）〕，米国と欧州連合（EU）の監視機関により非承認とされたことを受け，その後薬剤を認可した少数の国々の市場から排除された。

作用機序

すべての β ラクタム系抗菌薬は，細胞壁でペプチドグリカンの架橋結合を阻害し，自己分解と細胞死に導く。その他の β ラクタム系抗菌薬とは異なり，セフタロリンは MRSA によって明示されたペニシリン結合蛋白 2a と結合する。この特徴が抗 MRSA に対する活性に関係している。

スペクトラム

活性度が高い：MSSA，MRSA，連鎖球菌，腸内グラム陰性桿菌
活性度が中等度：*Acinetobacter* 属，*Enterococcus faecalis*
活性度が低い：緑膿菌，*Enterococcus faecium*，嫌気性菌

副作用

セフタロリンの副作用を示唆する臨床試験データから得られる情報は，他の β ラクタム系抗菌薬と同様。

■重要事項

- 市場に参入してくる新たな抗菌薬として典型的ではあるが，セフタロリンの最初の適応疾患は「低い位置につるされた果物（簡単に達成することができる目標）」である。つまり，皮膚・軟部組織感染症と市中肺炎であり，すでに多くの抗菌薬が適応となっている疾患である。薬剤耐性起因菌によってしばしば起こる院内肺炎やその他の重篤な疾患において，セフタロリンが果たす役割につい

て判断することが課題となる。

何に効くか

　（米国では）セフタロリンは皮膚・軟部組織感染症と市中肺炎の治療に対する使用が承認されている。それ以外の使用に関するデータは限られている。

忘れないで！

　第五世代のセファロスポリン系抗菌薬として薬剤の投与を考える場合には，第四世代に比べ，第五世代のグラム陰性菌（特に緑膿菌）に対する活性が劣ることだけは忘れないでほしい。

カルバペネム系抗菌薬

抗菌薬：イミペネム／シラスタチン（imipenem/cilasta-tin），メロペネム（meropenem），エルタペネム（ertape-nem），ドリペネム（doripenem）

　カルバペネム系抗菌薬（特にイミペネム，ドリペネム，メロペネム）は，最も広域なスペクトラムをもつ抗菌薬である。カルバペネム系抗菌薬は，βラクタム環を有し，他のβラクタム系抗菌薬と同様の機序で作用するが，独自の構造をもち，ペニシリン系や，セファロスポリン系抗菌薬とは異なる。その広域なスペクトラムは，初期治療の際に，長所・短所いずれにもなりうる側面があり，これは「どういった感染症を治療対象としているのか」，「患者は，耐性菌に対する危険因子をどれだけ有しているのか」といった点に左右される。イミペネム，ドリペネム，メロペネムのスペクトラムは類似しているが，エルタペネムのスペクトラムには，これらとの大きな違いがあるため，この点をよく理解しておく必要がある。

作用機序

　すべてのβラクタム系抗菌薬は，細胞壁でペプチドグリカンの架橋結合を阻害し，自己分解と細胞死に導く。

スペクトラム

活性度が高い：MSSA，連鎖球菌，嫌気性菌，腸内グラム陰性桿菌，*Pseudomonas* 属（エルタペネムを除く），*Acinetobacter* 属（エルタペネムを除く），ESBL 産生グラム陰性桿菌

活性度が中等度：腸球菌（エルタペネムを除く）

活性度が低い：MRSA，ペニシリン耐性連鎖球菌

副作用

基本的には，他のβラクタム系抗菌薬と同様だが，イミペネムは，痙攣を誘発する頻度がより高い。副作用のリスクを最小限にするためには，腎機能障害がある患者に，適切な用量を計算することや，髄膜炎患者では，血液脳関門を移行しやすい，イミペネムの使用を避けることが必要となる。

■重要事項

- イミペネムは，腎臓で代謝され，腎毒性物質へと変化する。シラスタチンは，この反応を触媒する腎デヒドロペプチダーゼを阻害し，この代謝反応が起こることを防ぐ。以上の理由から，シラスタチンは常にイミペネムと併用される。

- カルバペネム系抗菌薬は，極めて広域なスペクトラムをもつ抗菌薬である。イミペネム，ドリペネム，メロペネムは特に広域であり，ほとんどの市中感染症の初期治療に使うべきではない。一方，さまざまな医療関連感染の治療にはよい適応となり，入院中に，他のクラスの抗菌薬を多数投与された患者では，特に優れた

適応となりうる。

- エルタペネムの抗菌活性は，他のカルバペネム系抗菌薬と比べ，一部の微生物に対して劣っているだけである。しかし，この違いは，本薬と他のカルバペネム系抗菌薬との使用法に，一線を画する十分な理由である〔Ertapenem（エルタペネム）のEは，Exception（例外）のEと覚える〕。多くの医療関連感染（特に *Pseudomonas* 属や，*Acinetobacter* 属が主な起因菌となる院内肺炎）において，エルタペネムは適切な選択肢にはならない。しかし，エルタペネムの，「1日1回」という投与法は，他のカルバペネム系抗菌薬に比べて利便性に優れるため，エルタペネムが有効な感染症であれば，在宅点滴療法で，より適切な選択肢となりうる。

- ペニシリンアレルギーをもつ患者に，カルバペネム系抗菌薬を投与すると，稀ではあるが，アレルギー反応が誘発される可能性がある。（多くの"ペニシリンアレルギー"が，本当にアレルギーなのか証明はされていないことを念頭におく必要があるが）ペニシリンアレルギーと証明されている患者群で行われたある研究では，カルバペネム系抗菌薬の投与によるアレルギー反応の発生率は，47％という高い頻度であったと報告されている。一方で，ペニシリンによるアナフィラキシー反応の経験がある患者群を対象にして行われた，より新しく，適切に遂行された研究では，アレルギーの発生率ははるかに低かった（1％程度）ことが明らかとなっている。ただし，このような結果をふまえてもなお，交差反応の可能性については，慎重にならなければならない。たとえ，これらの抗菌薬間における交差反応の確率が非常に低かったとしても，何らかの薬剤アレルギーもつ患者は，他の薬剤に対しても，アレルギー反応を起こしやすいということを，理解しておく必要がある。

何に効くか

すべてのカルバペネム系抗菌薬：好気性／嫌気性菌による混合感染症，ESBL 産生菌による感染症，腹腔内感染症

イミペネム，ドリペネム，メロペネム：院内肺炎，発熱性好中球減少症，他の院内感染症

忘れないで！

イミペネムの投与によって，痙攣が誘発されるリスクを最小化するために，腎機能障害がある患者では，投与量の確認を行うこと。

モノバクタム系抗菌薬

抗菌薬：アズトレオナム

　現在，モノバクタム系抗菌薬の中で，唯一使用可能なものが，アズトレオナムである。アズトレオナムは，βラクタム系に共通する四員環のみを構造的に有し，それゆえに「モノ（mono-）」バクタムと命名されている。アズトレオナムの特徴的な点として，他のβラクタム系抗菌薬にアレルギーのある患者に対しても，安全に使用可能なことが挙げられる。例外はセフタジジムで，セフタジジムに対する特異的なアレルギーのある患者に関しては，この限りではない。このような交差反応性が生じるのは，セフタジジムとアズトレオナムに同一の側鎖があることが理由と考えられている。さらに，抗菌活性のスペクトラムという観点からも，セフタジジムとアズトレオナムは，実質的に同等である。アズトレオナムの使用法を覚えるうえで，「他のβラクタム系抗菌薬との，交差アレルギー反応をなくしたセフタジジム」と暗記することは，合理的である。

作用機序

　モノバクタム系抗菌薬は，他のβラクタム系抗菌薬と同様に，すべてのβラクタム系抗菌薬は，細胞壁でペプチドグリカンの架橋結合を阻害し，自己分解と細胞死に導く。

スペクトラム

活性度が高い：*Pseudomonas* 属，ほとんどのグラム陰性桿菌
活性度が中等度：*Acinetobacter* 属
活性度が低い：グラム陽性菌，嫌気性菌

副作用

　他の β ラクタム系抗菌薬と同様だが，薬物過敏症の発生率(頻度)は低い。

■重要事項

- アズトレオナムの作用機序と，その薬物動態は，他の β ラクタム系抗菌薬と共通している。ペニシリンアレルギーのある患者の，グラム陰性菌感染症にしばしば使用されるため，アミノグリコシド系抗菌薬とよく混同されるが，アミノグリコシド系抗菌薬とは化学的に無関係であり，アミノグリコシド系抗菌薬がもつような毒性ももっていない。
- 囊胞性線維症患者の，感染症の増悪を予防する目的で，アズトレオナムを吸入で投与することも可能である。
- アズトレオナムは，β ラクタム系抗菌薬に含まれるため，同一の微生物を，他の β ラクタム系抗菌薬と併用して治療することは，認められていない。重篤な医療関連感染の初期治療では，β ラクタム系抗菌薬以外の抗菌薬を併用するよう，心がける必要がある。

何に効くか

Pseudomonas 属を含む，グラム陰性菌感染症（特に β ラクタムアレルギーをもつ患者）。

忘れないで！

β ラクタムアレルギーをもつ患者にアズトレオナムを使用する場合には，そのアレルギーが，セフタジジムに対する特異的な反応ではなかったか，事前によく確認すること。もしこの確認がとれず，過去のアレルギー反応が重篤であった場合には，慎重に治療を進めるか，代替薬を使用する。

7

グリコペプチド系抗菌薬

抗菌薬：バンコマイシン(vancomycin)，telavancin

　現在，臨床では三つのグリコペプチド系抗菌薬が使用できる。バンコマイシン，テイコプラニン(teicoplanin)，telavancin である。テイコプラニンは米国では使用できず，telavancin は最近米国で承認されたばかりである(日本では未承認)。そのほか，少なくとも二つの薬剤が臨床開発の後期の段階にある。oritavancin と dalbavancin である。

　バンコマイシンは耐性を獲得していないグラム陽性菌すべてに活性を示す非常に貴重な薬剤である。しかし，多くの腸球菌(特に *E. faecium*)が耐性機構を獲得した。この株をバンコマイシン耐性腸球菌(vancomycin-resistant enterococci，VRE)という。ブドウ球菌の中には腸球菌からバンコマイシン耐性を獲得した株もあるが，今のところ非常に稀である。通常，ブドウ球菌はバンコマイシンに感受性がある。

　telavancin はバンコマイシンとやや異なる薬剤である。telavancin はバンコマイシンの分子構造を変化させたリポグリコペプチド系抗菌薬である。バンコマイシンの感受性が低下したメチシリン耐性黄色ブドウ球菌(methicillin-resistant *Staphylococcus aureus*，MRSA)に対する抗菌活性が改善しているなど，いくつかユニークな特徴があり，バンコマイシンに比べて有用かもしれない。しかし，治療に

104   PART 2

おける telavancin の位置づけはまだ確立されていない。

作用機序

　グリコペプチド系抗菌薬は細胞壁のペプチドグリカンの D-Ala-D-Ala 鎖に結合し，ペプチドグリカン鎖の合成を阻害する。それに加えて，telavancin は細胞膜に作用し，膜機能を破壊するという第二の作用機序も有する。

スペクトラム（活性がある微生物）

活性度が高い：メチシリン感受性黄色ブドウ球菌（methicillin-sensitive *Staphylococcus aureus*, MSSA），MRSA，連鎖球菌，*Clostridium difficile*

活性度が中等度：腸球菌

活性度が低い：すべてのグラム陰性菌

副作用

輸液関連反応：レッドマン症候群[訳注1]と呼ばれるヒスタミンを介する反応は，バンコマイシンの投与と関連する。この反応が起こると，患者は熱感，紅潮を自覚し，場合により血圧低下がみられる。この反応は投与速度をゆっくりにすることで防ぐことができ，真のアレルギーではない。抗ヒスタミン薬の投与によりこの反応を緩和できる場合もある。telavancin は中心構造が

訳注 1）レッドパーソン症候群。

CHAPTER 7 105

　　根本的にバンコマイシンであるため，同様にこの反応が起きる
　　可能性がある。
聴覚障害：バンコマイシンは昔から聴覚毒性がある薬剤と考えら
　　れてきた。しかし，聴覚障害を示すエビデンスははっきりしない。
腎臓機能障害：腎機能障害は昔からバンコマイシンが原因である
　　とされてきた。バンコマイシンの腎機能障害のエビデンスは実
　　のところ歴史的には乏しい。しかし，最近の研究では，高用量
　　で使用した場合に腎機能障害がみられることがあるとされてい
　　る。21世紀になってMRSA感染症の治療には高用量のバンコ
　　マイシンが投与されることが一般的になり，同様に腎機能障害
　　がみられることがある。初期のバンコマイシン製剤は茶色で
　　あったため，医師はからかって「ミシシッピーの泥」と呼んだ。
　　現在の製剤は無色であり，腎機能障害の原因になりうる添加物
　　は含まれていない。腎機能障害におけるレジメはtelavancinも
　　同様である。
telavancin：前述に加えて，味覚障害や尿が泡立つといった副作
　　用もみられる。動物実験で問題が認められたため，妊婦に投与
　　してはならない。

投与上の注意

　バンコマイシンは通常，薬物動態学的にモニタリングを必要とす
る。トラフ濃度を用いてバンコマイシンの排泄が早すぎないこと，
遅すぎないことを確認する。そして，トラフ濃度は適応疾患ごとに
至適範囲が存在する。最近のデータでは，より高いトラフ濃度が腎
機能障害と関連する可能性が示されている。ピーク濃度は，患者特
有の薬物動態学的パラメータを算出するために有用なだけである。

106   PART 2

ピーク値により薬効と安全性の予測は困難であり，ピーク値は通常
測定不要である。

■重要事項

- 経口バンコマイシンはほとんど吸収されない。経口バンコマイシンが使用されるのは *Clostridium difficile* 関連疾患[訳注2]の治療のみである。静注バンコマイシンでは，腸管内において *C. difficile* を殺菌するのに十分な濃度に到達しない。よって，経口バンコマイシンが唯一の治療法である。

- バンコマイシンのトラフ濃度が高すぎても慌てる必要はない。きちんと適切なタイミングで採血されただろうか？　もし適切に採血された結果ならば，投与間隔を延長すればよい。

- バンコマイシンはブドウ球菌に活性はあるが，MSSA に対してはβラクタム系抗菌薬ほどの殺菌効果はない。あなたの患者はMSSA による感染症だろうか？　もしそうであれば，ナフシリン（nafcillin）やセファゾリン（cefazolin）を使用する。

- 近年，ブドウ球菌とバンコマイシンの関係において「MIC creep」と呼ばれる現象がみられる。多くの施設でバンコマイシンに対する最小発育阻止濃度（minimum inhibitory concentration, MIC）が上昇傾向にあった。まだ耐性のレベルには達していないが，感受性の範囲内，つまり 2 µg/mL 以下の範囲で上昇しつつある。しかし，感受性があるとはいえ，バンコマイシンの MIC＝2 µg/mL のブドウ球菌が引き起こした重篤な感染症にバンコマイシンを使用した場合，より MIC が低いブドウ球菌に比べ患者

訳注2）p.84 の訳注参照。最近では *Clostridium difficile* 感染症（*Clostridium difficile* infection, CDI）と呼ばれる。

の予後が不良であるといわれている。この問題には十分な注意が必要である。

- telavancin はバンコマイシンよりも急速に殺菌効果を表す。この特性により特定の感染症治療は有利だが，その有用性を示す臨床的なエビデンスが現時点では不足している。

何に効くか

バンコマイシンは，MRSA 感染症および院内肺炎のように MRSA が懸念される場合の初期治療に選択される。また，患者に重篤な β ラクタムアレルギーがある場合，他のグラム陽性球菌による感染症にも有用である。teravancin は米国において現時点では皮膚・軟部組織感染症のみに適応がある。バンコマイシンの感受性が低下した微生物に対して活性があるが，その役割はまだ確立されたものではない。欧州では，MRSA による院内肺炎に対してのみ承認されている。

忘れないで！

バンコマイシンのトラフ濃度が正確なタイミングで採血されたかどうか確認したか？

フルオロキノロン系抗菌薬

8

抗菌薬：シプロフロキサシン（ciprofloxacin），レボフロキサシン（levofloxacin），モキシフロキサシン（moxi-floxacin），gemifloxacin

フルオロキノロン系抗菌薬の多くは，ほぼ理想的な抗菌薬といえる。グラム陽性菌，グラム陰性菌，そして非定型微生物まで，広域なスペクトラム活性を有する。経口薬でも優れた生物学的利用率（吸収率）を示し，副作用の発生率（頻度）も比較的低い。しかし残念ながら，本薬の使用を控えるべきとの勧告にもかかわらず，その特徴ゆえに過剰に処方され，必然的に耐性化を助長することとなった。特に，グラム陰性腸内細菌〔例えば，大腸菌（*E. coli*）や *Klebsiella* 属など〕に対する活性は歴史的にみても優れていたが，ある地域や患者集団では，その活性の多くが失われてしまった。より新しい薬剤（モキシフロキサシン，gemifloxacin）では，一部のグラム陰性菌（そのほとんどが *Pseudomonas* 属）の活性と引き換えに，グラム陽性菌（ほとんどが肺炎球菌）の活性が増強されている。抗菌薬間の重要な違いは**太字**で示す。

作用機序

フルオロキノロン系抗菌薬は，DNA の二重らせんをほどいたり，

再結合させたりする酵素である，DNA トポイソメラーゼを阻害する。よって，フルオロキノロン系抗菌薬の投与により DNA が切断され，細胞死を導くことになる。

スペクトラム（活性がある微生物）：シプロフロキサシン

活性度が高い：腸内グラム陰性桿菌（大腸菌，*Proteus* 属，*Klebsiella* 属など），インフルエンザ菌（*Haemophilus influenzae*）

活性度が中等度：*Pseudomonas* 属，非定型微生物（*Mycoplasma* 属，*Clamydia* 属，*Legionella* 属）

活性度が低い：ブドウ球菌，肺炎球菌（*S. pneumoniae*），嫌気性菌，腸球菌

スペクトラム：レボフロキサシン／モキシフロキサシン／gemifloxacin

活性度が高い：グラム陰性腸内細菌，**肺炎球菌**，非定型微生物，インフルエンザ菌

活性度が中等度：*Pseudomonas* 属（**レボフロキサシンのみ**），MSSA

活性度が低い：嫌気性菌（活性が中等度の**モキシフロキサシンを除く**），腸球菌

副作用

中枢神経障害：フルオロキノロン系抗菌薬は，めまい，錯乱状態，幻覚などの中枢神経系の副作用を起こすことがある。特に高齢者はこれらの影響を受けやすい。若年者では不眠症をきた

CHAPTER 8　　111

すことがある。

心血管系障害：QT 延長がみられることがある。しかし，一般的に不整脈がみられるのは，もともと不整脈の既往がある，抗不整脈薬を内服している，過量投与したなど，ほかに危険因子をもった患者だけである。

筋骨格系障害：関節痛(稀)とアキレス腱断裂(非常に稀)が起こるかもしれない。腱断裂は通常，高齢者や腎機能障害患者，ステロイド内服患者にみられるのがより一般的である。

皮膚障害：光線過敏症がしばしばみられる。フルオロキノロン系抗菌薬の内服中は，日光を避けるか，日焼け止めを使用すべきである。

発育障害：幼いビーグル犬での実験で毒性が認められたため，フルオロキノロン系抗菌薬は妊婦には禁忌である。小児に関しては，その使用経験からおそらく安全に使用できるだろうが，原則禁忌である。

■重要事項

- シプロフロキサシンとレボフロキサシンは抗緑膿菌活性を有するが，通常，他の感受性のある微生物(例えば，大腸菌など)に比べMIC 値が高い。よって，緑膿菌感染症が確定した，もしくは可能性のある症例に対しては，緑膿菌への活性を意識してより高用量で投与する。シプロフロキサシンの場合は 1 回 400 mg を 8 時間ごとに静注，または 1 回 750 mg を 1 日 2 回内服である。レボフロキサシンは 1 回 750 mg を 1 日 1 回静注，または内服である。

- フルオロキノロン系抗菌薬の生物学的利用率(吸収率)はすべて80〜100％である。つまり経口用量＝静注用量である。ただし，

112　PART 2

シプロフロキサシンは例外であり，経口用量＝1.25×静注用量である。

- フルオロキノロン系抗菌薬は陽イオンをキレート化する。そのため，カルシウム製剤や鉄剤，制酸薬，牛乳，総合ビタミン剤と一緒に投与した場合，経口薬の生物学的利用率(吸収率)が著しく低下する。その対策として，投与間隔を少なくとも2時間空けるか，可能であればそれらのサプリメントを1週間ほど休薬させることを検討する。経管栄養剤との併用も問題である。この問題は経口薬に特有であり，静注薬では問題にならない。

- ほとんどのフルオロキノロン系抗菌薬は腎排泄であり，腎機能障害を有する患者に投与する場合には減量が必要である。しかし，**モキシフロキサシンは例外である**。モキシフロキサシンは尿中に排泄されないため，尿路感染症の治療には承認されていない。gemifloxacin は二重の排泄機序を有する。腎機能障害患者の場合には用量調節が必要であり，腎臓からも排泄はされるが，尿路感染症の治療における有用性はまだ確立されていない。その有用性を支持するエビデンスが出るまでは尿路感染症への使用を控えたほうがよいだろう。

- 米国食品医薬品局(Food and Drug Administration，FDA)は近年，腱断裂の可能性についてのブラックボックス警告[訳注1)]をすべてのフルオロキノロン系抗菌薬の添付文書に加えた。

訳注1)最もレベルの高く強い警告。

CHAPTER 8   113

表 8-1　フルオロキノロン系抗菌薬の適応疾患

適応疾患	シプロフロキサシン	レボフロキサシン	モキシフロキサシン	gemifloxacin
市中肺炎，副鼻腔炎，慢性気管支炎の急性増悪	−	+	+	+
尿路感染症	+	+	−	?
腹腔内感染症	+	+	+	?
全身性グラム陰性菌感染症	+	+	+	?
皮膚・軟部組織感染症	−	+	+	+
緑膿菌感染症（±βラクタム系抗菌薬）	+	+	−	−
バイオテロリズム時の治療・予防（炭疽，ペスト，野兎病）	+	+	?	?

+＝承認されている，研究されて効果があることが示されている適応疾患
?＝臨床のデータはないが，効果はあるはず
−＝適さない

何に効くか

非常に理想的で誘惑されるが，すべてに効くわけではない。本薬をより長く使用したいと考えれば考えるほど，より多くの制限が必要になってくることをぜひ覚えておいてほしい。フルオロキノロン系抗菌薬の適応疾患を**表 8-1**に示す。

忘れないで！

経口のフルオロキノロン系抗菌薬を使用する場合には，キレート薬(カルシウム製剤，マグネシウム製剤，アルミニウム製剤など)と併用してはならないことに特に注意する。

アミノグリコシド系抗菌薬

9

抗菌薬：ゲンタマイシン（gentamicin），トブラマイシン（tobramycin），アミカシン（amikacin），ストレプトマイシン（streptomycin），spectinomycin

　アミノグリコシド系抗菌薬により，抗菌薬には総じて毒性がないという考えがくつがえる。このクラスの抗菌薬は治療域が狭く，不適切に投与することで患者に重大な毒性（主に腎毒性および聴覚毒性）のリスクを負わせることになる。このため，ほとんどの感染症において初期治療で使用されることは少なくなってきた。しかしながら，副作用のより少ない抗菌薬への耐性を獲得した，現在問題となっている多くの起因菌（*Pseudomonas* 属や *Acinetobacter* 属など）に対して，アミノグリコシド系抗菌薬は優れた活性を有する。また，βラクタム系抗菌薬やグリコペプチド系抗菌薬と併用することで，良好な相乗効果を示し，殺菌効果を高める。ゲンタマイシンとトブラマイシンは最も広く使用されている。アミカシンは通常，この2剤に耐性を示す起因菌の治療の際，用いられる。ストレプトマイシンの使用は限定されている〔腸球菌（*Enterococcus*）属，結核，ペスト〕。

作用機序

アミノグリコシド系抗菌薬は細菌のリボソーム（詳しくいえば，リボソーム 30S）に結合し，遺伝情報を誤読させ，本来の蛋白質とは異なる蛋白質を形成させることで蛋白合成を阻害する。

スペクトラム（活性がある微生物）：ゲンタマイシン／トブラマイシン／アミカシン

活性度が高い：グラム陰性菌〔大腸菌（*E. coli*），*Klebsiella* 属，*Pseudomonas* 属，*Acinetobacter* 属，その他ほとんど〕

活性度が中等度：β ラクタム系抗菌薬もしくはグリコペプチド系抗菌薬との併用――ブドウ球菌〔メチシリン耐性黄色ブドウ球菌（methicillin-resistant *Staphylococcus aureus*，MRSA）を含む〕，緑色連鎖球菌，腸球菌

活性度が低い：非定型起因菌，嫌気性菌，グラム陽性菌（単剤療法の場合）

副作用

腎機能障害：血清クレアチニン上昇後に認める乏尿性の急性腎不全は，アミノグリコシド系抗菌薬の用量依存性の副作用である。そのリスクは適切に（投与間隔を延長するなど）投与することで低下する。また，他の腎毒性を有する薬剤〔シクロスポリン（cyclosporin），シスプラチン（cisplatin），ホスカルネット（foscarnet）など〕との併用を避けることも有用である。

聴覚障害：アミノグリコシド系抗菌薬は，蝸牛および前庭に用量

依存性の障害を起こす。アミノグリコシド系抗菌薬を長期間（2週間以上）投与することが予測される患者には，投与前のベースラインとしての聴覚検査，および投与開始後のフォローアップが必要である。聴力低下や平衡機能の障害は可逆性ではなく，生活の質に重大な影響を及ぼす可能性があるため，綿密に患者をモニタリングすることが重要である。

神経障害：特に治療上鎮静を要する患者に高用量のアミノグリコシド系抗菌薬が投与された場合，神経筋ブロックが起こることがある。

■重要事項

- 1日1回もしくは間隔を延長したアミノグリコシド系抗菌薬の投与は，濃度依存的な殺菌作用に影響する。従来の1日複数回の投与レジメと同等の効果を示し，より簡便で，おそらくより安全な投与法である。しかし，妊婦や重症患者，重篤な腎機能障害をもつ患者，病的肥満患者など，1日1回投与レジメの効果を示す研究が限られている患者群も存在する。もし，これらの患者群に投与する場合には，この投与法は十分に注意すべきである。米国では，アミノグリコシド系抗菌薬は胎児危険度分類Dとされ，妊婦に対しては可能な限り投与を避けるべきである。

- アミノグリコシド系抗菌薬の血中濃度の測定は，適切な投与量に調節したり，毒性のリスクを減らしたりするのに有用である。しかし，意味のある解釈を行うためには正しく採血しなければならない。従来の投与レジメにおいては，ピーク値の測定は投与終了30分後に，トラフ値の測定は次の投与の30分前に採血しなければならない。1日1回の投与レジメでは，研究報告されているノ

モグラムに基づく有用性を秘めたモニタリングポイントが多く存在する。

- アミノグリコシド系抗菌薬は，肺を含む多くの臓器への移行性が比較的乏しい。中枢神経系への移行はごくわずかである。このため多くの重症感染症に対して，単剤治療は適さない。また，患者の実体重ではなく，理想体重もしくは調節された体重に基づいて投与量を決めるべきである。病的肥満の有病率が高いことを考慮すると，患者の実体重から算出した場合には，著しく過剰な投与量となってしまう可能性がある。

- 古い薬剤添付文書や教科書の中には，ストレプトマイシンを結核治療の第一選択薬として挙げているものもある。ストレプトマイシンは，使用可能となった最初の抗結核薬であったが，より安全でより効果的な第一選択薬へと置き換わっていった。耐性結核においては，——これは専門家によって治療されるべきであるが——ストレプトマイシンは今なお使用されている代替薬として今もなお使用されている。

何に効くか

発熱性好中球減少症や敗血症，囊胞性線維症の急性増悪，人工呼吸器関連肺炎など，グラム陰性菌が起因菌であると確定された，もしくは疑われる重篤な感染症の治療に対して，βラクタム系抗菌薬と併用される。また，アミノグリコシド系抗菌薬，主にゲンタマイシンは，グラム陽性菌による重篤な感染症（感染性心内膜炎や骨髄炎，敗血症など）に対してもβラクタム系抗菌薬やグリコペプチド系抗菌薬と併用される。ストレプトマイシンとアミカシンは，他の抗結核薬との併用で，薬剤耐性の結核菌（*Mycobacterium tuberculo-*

sis) や他の抗酸菌に対して使用される。

忘れないで！

　ほとんどのアミノグリコシド系抗菌薬の毒性は用量依存性である。したがって，患者の腎機能によって合わせた用量，理想体重もしくは調節された体重を用いて決めた正しい用量で投与を開始すること。正しく採血されていれば，薬物動態学上の血中濃度はアミノグリコシド系抗菌薬のモニタリングや投与量の調節に有用である。

テトラサイクリン系抗菌薬とグリシルサイクリン系抗菌薬

10

抗菌薬：ドキシサイクリン（doxycycline），ミノサイクリン（minocycline），テトラサイクリン（tetracycline），チゲサイクリン〔tigecycline（グリシルサイクリン系抗菌薬）〕

　広域スペクトラム抗菌薬が汎用されるようになったことで，薬剤耐性菌とのいたちごっこが続いている。それに伴い，特許切れの古い狭域の抗菌薬使用は減少し，テトラサイクリン系抗菌薬の使用の多くが特定の疾患への使用に限定されるようになった。実際には，テトラサイクリン系抗菌薬は（あまり研究されていないものの），一般的な気道感染症の代替薬として有用であり，多くの稀な感染症の治療薬である。ドキシサイクリンはテトラサイクリンやミノサイクリンよりも多くの疾患に好んで用いられることが多い。このクラスの抗菌薬は，グリシルサイクリン系抗菌薬（チゲサイクリンが代表的）の登場により再び日の目を見ることとなる。それは，グリシルサイクリン系抗菌薬がテトラサイクリンに対する耐性メカニズムを克服し，広域スペクトラム活性を有するからである。

作用機序

　テトラサイクリン系抗菌薬とグリシルサイクリン系抗菌薬はとも

に細菌のリボソーム30Sに作用し，トランスファーRNAの結合を阻害する。これにより，新たなアミノ酸を運搬し蛋白を合成する工程が阻害され，細菌の増殖が抑制される。

スペクトラム（活性がある微生物）：テトラサイクリン／ドキシサイクリン／ミノサイクリン

活性度が高い：非定型起因菌[訳注1]，*Rickettsia*属，スピロヘータ（例えば，*B. burgdorferi* や *Helicobacter pylori*[訳注2]），マラリア原虫（*Plasmodium*）種など

活性度が中等度：ブドウ球菌〔メチシリン耐性黄色ブドウ球菌（methicillin-resistant *Staphylococcus aureus*, MRSA）を含む〕，肺炎球菌（*S. pneumoniae*）

活性度が低い：ほとんどのグラム陰性桿菌，嫌気性菌，腸球菌

スペクトラム：チゲサイクリン

活性度が高い：非定型起因菌，腸球菌〔バンコマイシン耐性腸球菌（vancomycin-resistant *Enterococcus*, VRE）を含む〕，ブドウ球菌（MRSAを含む），肺炎球菌

使用可能：ほとんどのグラム陰性桿菌，嫌気性菌

活性度が低い：*Pseudomonas*属，*Proteus*属，*Providencia*属

訳注1）レジオネラ（*Legionella*属），マイコプラズマ（*Mycoplasma*属），クラミドフィラ（*Chlamydophila*属）など。
訳注2）*B. burgdorferi*：ライム病の起因菌，*Helicobacter pylori*：ピロリ菌。

副作用

消化器障害：テトラサイクリン系抗菌薬は食道の炎症を生じるため，可能であれば立位で飲水しての内服を勧める。チゲサイクリンは静注薬であるが，重度の嘔気や嘔吐，下痢を生じうる。

皮膚障害：光線過敏性がしばしば生じる。テトラサイクリン系抗菌薬を内服する際は，直射日光を避けるか日焼け止めを使用するよう指導する必要がある。

感覚障害：ミノサイクリンでは回転性めまいや浮動性めまいなど生じることがある。

発育障害：すべてのテトラサイクリン系抗菌薬で歯牙への色素沈着が生じるため，8歳以下の小児や妊婦への投与は禁忌である。

■重要事項

• ドキシサイクリンとミノサイクリンの生物学的利用率(吸収率)はほぼ100％である。チゲサイクリンに経口薬はなく静注薬のみである。

• テトラサイクリン系抗菌薬はカルシウム製剤や鉄剤，制酸薬，総合ビタミン剤などと同時に投与された場合，経口薬ではキレートを形成し，生物学的利用率(吸収率)が非常に低下する。可能であれば，これら抗菌薬を1週間中止する，あるいは2時間以上内服間隔を空けて内服するよう患者に指導する必要がある。食事によってテトラサイクリンの吸収はある程度低下するが，ミノサイクリンとドキシサイクリンはほとんど低下しない。

• ドキシサイクリンは腎機能障害や肝機能障害による投与量の調節を必要としない。テトラサイクリンは腎排泄であるため，腎機能

124 PART 2

障害の際は使用を控えるべきである（腎機能障害を悪化させることがある）。

- チゲサイクリンはさまざまな組織への移行性が高いが，肝排泄であるため，尿路での濃度は低く，尿路感染症への使用はあまり推奨されない。また，多くの組織への移行性が高いゆえに，血中濃度は上昇せず，血流感染症では理想的な選択薬ではない。

- チゲサイクリンのすべての適応疾患に関する米国食品医薬品局（Food and Drug Administration，FDA）の分析研究では，比較対象となった他の抗菌薬に比べて高い死亡率を示している。この結果は，特に院内肺炎での研究によるものであった。この点は明らかに懸念されるが，高度の薬剤耐性をもち，薬剤の選択肢がほとんどない起因菌に対して，活性があることから，チゲサイクリンは有用である。

何に効くか

気道感染症（慢性気管支炎の急性増悪，副鼻腔炎，市中肺炎など）。多くのダニ媒介疾患。

皮膚・軟部組織感染症や梅毒，骨盤内炎症性疾患〔セフォキシチン（cefoxitin）[訳注3)]との併用〕で代替薬となり，バイオテロリズム時（炭疽やペスト，野兎病などの疾患）にはシプロフロキサシン（ciprofloxacin）の代替薬として用いられる。

マラリアの予防内服薬や治療薬としても使用される[訳注4)]。

チゲサイクリンは腹腔内感染症や複雑性皮膚・軟部組織感染症といった複数菌による感染症で役割を担う。

訳注3)セフォキシチン（cefoxitin）：セファマイシン系抗菌薬の一つ。
訳注4)特にドキシサイクリンが使用されている。

忘れないで！

　サプリメント（カルシウム製剤や鉄剤など）を自宅で内服していないか患者に確認すること。患者のお薬手帳に記載されていないということで（医師から処方されていないということで），これらサプリメントを内服していないと断定することはできないことに留意する必要がある。テトラサイクリンをカルシウム製剤や牛乳と一緒に内服すると治療プランが完全に台無しになることがある（内服にて治癒するべき疾患であるにもかかわらず，吸収不良によって治療不良に陥る事態になりかねない）。

マクロライド系抗菌薬と ケトライド系抗菌薬

11

抗菌薬：クラリスロマイシン(clarithromycin)，アジスロマイシン(azithromycin)，エリスロマイシン(erythromycin)，テリスロマイシン〔telithromycin (唯一のケトライド系抗菌薬)〕

マクロライド系抗菌薬は気道感染症の起因菌を幅広くカバーしているため，外来で最も使用頻度の高い抗菌薬の一つである。マクロライド系抗菌薬のスペクトラムは広域であるが，これら気道感染症の起因菌〔特に肺炎球菌 (*Streptococcus pneumoniae*)〕などに対する薬剤耐性が増加していることを考慮しなければならない。この薬剤耐性に対抗するものとして，薬剤耐性をもった肺炎球菌に対しても効果があるケトライド系抗菌薬の誘導体(テリスロマイシン)が開発された。しかし，残念なことに，テリスロマイシンには重篤な肝障害の危険があることが明らかになっている。

また，エリスロマイシンはマクロライド系抗菌薬の中で駆け出しの抗菌薬であるが，副作用や薬剤相互作用，投与回数の多さから消化管蠕動の促進以外に使用されることはほとんどない。

作用機序

マクロライド系抗菌薬とケトライド系抗菌薬はともに細菌のリボ

ソーム 50S に作用し，リボソーム 50S 上での蛋白合成の伸長を阻害することにより，抗菌活性が出現する。

スペクトラム（活性がある微生物）

活性度が高い：非定型起因菌，インフルエンザ菌（*Haemophilus influenzae*），*Moraxella catarrhalis*，*Helicobacter pylori*，*Mycobacterium avium*

活性度が中等度：肺炎球菌（テリスロマイシン＞マクロライド系抗菌薬），A 群連鎖球菌（*S. pyogenes*）

活性度が低い：ブドウ球菌，腸内グラム陰性桿菌（アジスロマイシン＞クラリスロマイシン），嫌気性菌，腸球菌

副作用

消化器障害：マクロライド系抗菌薬では重篤な消化器障害（嘔気，嘔吐，下痢）の副作用がある。エリスロマイシンは最も消化器障害の頻度が高く，これを利用して，消化管運動の不良な患者に対して消化管蠕動促進薬として使われている。

肝障害：稀ではあるが，マクロライド系抗菌薬の使用により重篤な肝臓障害が知られている。テリスロマイシンは肝不全による死亡や肝移植が必要になりうる肝障害に関連している。

心機能障害：マクロライド系抗菌薬，特にエリスロマイシンで QT 延長を認めることがある。心疾患のある患者や抗不整脈薬を使用している患者，相互作用のある薬剤（次項参照）を使用している患者への使用には注意する必要がある。

■重要事項

- **薬物相互作用に注意！** これらの抗菌薬（アジスロマイシンを除く）は，薬剤を代謝するチトクローム P450 の抑制薬である。したがって，これら抗菌薬を開始する場合には，患者の投薬内容のレジメとこれら抗菌薬との薬物相互作用をコンピュータで，あるいは書籍その他を用いてチェックを行う必要がある。

- アジスロマイシンは半減期が長いため，ほとんどの感染症において 3〜5 日の投与で治療が可能である（その他のマクロライド系抗菌薬では 7〜10 日程度の投与が必要である）。この半減期により，徐放性製剤としてアジスロマイシン 1 回飲みきり型の製剤なども使用されている。

- マクロライド系抗菌薬は静菌性抗菌薬であり，殺菌作用を必要とする感染症（髄膜炎や感染性心内膜炎など）には適していない。

- *H. pylori* 除菌薬はクラリスロマイシンとランソプラゾール（lanso-prazole），アモキシシリン（amoxicillin）の合剤である。したがって，これを処方する場合は β ラクタムアレルギーと薬物相互作用をチェックしなければならない。

- マクロライド系抗菌薬の抗菌活性スペクトラムから，市中肺炎に対してマクロライド系抗菌薬を使用することは適しているように思われるが，肺炎球菌の耐性化率が高度であるため，軽症以上に重症の場合，この抗菌薬の使用は極めてリスクの高い選択といえる。よって重症化しやすい患者に対しては他の抗菌薬での治療を考慮するか，肺炎球菌に効果のある β ラクタム系抗菌薬を併用投与する。

何に効くか

上気道・下気道感染症やクラミジア，非定型抗酸菌症，旅行者下痢症（アジスロマイシン）など。クラリスロマイシンは *H. pylori* の除菌治療におけるキードラッグの一つであり，制酸薬やアモキシシリンなどの他の抗菌薬と併用して治療する。

忘れないで！

マクロライド系抗菌薬は，気道感染症に対し非常に優れた抗菌薬であり，処方は簡便であるが，抗菌薬の必要のない咳（おそらくウイルス性のもの）やかぜに対しては使用しない，または再考する必要がある。マクロライド系抗菌薬の過剰な使用は，副作用のリスクを高め，コストもかさむだけでなく，細菌の耐性化を促進させてしまうことを肝に銘じるべきである。代わりに鼻づまり薬，アセトアミノフェンやチキンスープはどうだろうか。

オキサゾリジノン系抗菌薬

12

抗菌薬：リネゾリド(linezolid)

　現時点で，リネゾリドはオキサゾリジノン系抗菌薬の中で唯一，臨床使用されている抗菌薬である。広域スペクトラムのグラム陽性菌への活性と生物学的利用率(吸収率)のよさから，リネゾリドは(高価であるにもかかわらず)さまざまな耐性グラム陽性菌感染症への治療に有用な抗菌薬である。その他の抗メチシリン耐性黄色ブドウ球菌(methicillin-resistant *Staphylococcus aureus*，MRSA)薬と比較し，MRSA 肺炎への使用には有効性が高いとの最近のデータもある[訳注1]。

作用機序

　リネゾリドは細胞のリボソーム 50S に結合し，機能性 70S 開始複合体形成を阻害することにより蛋白の合成を妨げる。この結合部位はその他の蛋白合成阻害物質とは明確に異なるものである。

訳注1)MRSA 肺炎におけるリネゾリドとバンコマイシン(vancomycin)の比較試験はいくつか行われており，その優劣に関しては議論の分かれるところである。

スペクトラム（活性がある微生物）

活性度が高い：メチシリン感受性黄色ブドウ球菌（methicillin-sensitive *Staphylococcus aureus*, MSSA），MRSA，連鎖球菌〔多剤耐性肺炎球菌（*S. pneumoniae*）も含む〕，腸球菌〔バンコマイシン耐性腸球菌（vancomycin-resistant *Enterococcus*, VRE）も含む〕，*Nocardia* 属

活性度が中等度：一部の非定型起因菌，結核菌（*Mycobacterium tuberculosis*）[訳注2)]

活性度が低い：すべてのグラム陰性桿菌，嫌気性菌

副作用

リネゾリドは基本的に副作用の少ない薬剤であるが，骨髄抑制，特に血小板減少症を起こすことがある。骨髄抑制は2週間以上の投与で出現しやすく，血球のモニタリングが必要である。ミトコンドリアに対する毒性により，一般には1カ月以上の投与で末梢神経障害や乳酸アシドーシスが生じうる。

■重要事項

- リネゾリドの生物学的利用率（吸収率）はほぼ100％であり，経口薬は極めて有用性が高い。
- リネゾリドはモノアミン酸化酵素阻害薬でもあり，例えば選択的セ

訳注2)一次，二次抗結核薬としては用いられないが，超多剤耐性結核に有効との報告がある。

ロトニン再取り込み阻害薬(selective serotonin reuptake inhibitors, SSRIs)などのセロトニン作動薬と同時に併用した場合，セロトニン症候群を生じうる。このため，可能な限りセロトニン作動薬との併用は避ける。最近のエビデンスでは，この薬物相互作用は稀だが，実際に起こりうることは事実であり，リネゾリドの添付文書にも禁忌事項として記載されている。

- リネゾリドは肝臓と腎臓の両臓器から排泄される。このため，肝障害や腎機能障害が存在する場合でも用量を調節する必要はない。
- リネゾリドは経口薬も静注薬も，ともに高価であるが，経口薬のほうが安価であり，在宅でバンコマイシン静注点滴投与を行うよりも非常に簡便である。

何に効くか

MRSAやVREといった耐性グラム陽性菌感染症や院内肺炎，皮膚・軟部組織感染症など。

忘れないで！

リネゾリドを使用の際は，骨髄抑制の有無をモニターする必要があり，特に長期投与の場合には注意が必要である。

セロトニン作動薬を併用することは可能な限り避けるべきである。多くのSSRIsの半減期は長く，SSRIsを中断しても，薬物相互作用の可能性が存在することを肝に銘じるべきである。セロトニン作動薬との併用が避けられない場合や，SSRIs中止直後にリネゾリドを使用せざるを得ない場合には，セロトニン症候群の症状や症候をモニターしなければならない。

13

ニトロイミダゾール系抗菌薬

抗菌薬：メトロニダゾール(metronidazole)，チニダゾール(tinidazole)

　ニトロイミダゾール系抗菌薬は，ペニシリン系，セファロスポリン系，フルオロキノロン系，マクロライド系などの主要な抗菌薬クラスの薬剤がおおかた逃してしまうような微生物を片づけるために存在している。腸内嫌気性菌が心配ならば……そのようなときにはメトロニダゾールが頼りになる。下痢症状の患者で寄生虫が考えられるならば……メトロニダゾール，またはそれより新しくメトロニダゾールの同類にあたるチニダゾール(メトロニダゾールと類似した抗菌活性スペクトラムだが，寄生虫感染のみに認可されている)を試してみる。もちろん，過剰な抗菌薬治療で患者が *C. difficile* 腸炎を発症した場合は，メトロニダゾールに頼る。ただし，ニトロイミダゾール系抗菌薬の欠点である，好気性菌〔ブドウ球菌，連鎖球菌，大腸菌(*E. coli*)など〕に対して十分な活性がないことは肝に銘じておく。

作用機序

　嫌気性菌と好気性菌ではない原虫は，フリーラジカルを形成するメトロニダゾール分子の一部を活性化し，それがこれらの微生物の

DNA にダメージを与え，それが細胞死につながると考えられている。

スペクトラム（活性がある微生物）：メトロニダゾール

活性度が高い：グラム陰性およびグラム陽性嫌気性菌（*Bacteroides* 属，*Fusobacterium* 属，*Clostridium* 属を含む），原虫（*Trichomonas* 属，*Entamoeba* 属，*Giardia* 属を含む）

活性度が中等度：*Helicobacter pylori*

活性度が低い：グラム陰性および陽性好気性菌，口腔内嫌気性菌（*Peptostreptococcus* 属，*Actinomyces* 属，*Propionibacterium* 属）

副作用

消化器障害：メトロニダゾールで金属性味覚や嘔気，嘔吐，下痢を起こす例はめずらしくない。肝炎や膵炎といった，より重篤な副作用は稀である。

神経障害：メトロニダゾールでは，時に用量依存性で可逆性の末梢神経障害が報告され，非常に稀だが錯乱状態と痙攣を起こす例もある。

■重要事項

- メトロニダゾールはアルデヒドデヒドロゲナーゼを阻害するため，アルコール摂取によりジスルフィラム様反応を引き起こすという性質がある。メトロニダゾールを服用中は，患者にアルコールの摂取を控えてもらうのが賢明である。もっと心配なのは，ワ

ルファリンとの薬物相互作用で，ワルファリン代謝が阻害され抗
凝固性が著しく高まる。慎重なモニタリングが必要で，ワルファ
リンの減量がおそらく必須となるだろう。

- メトロニダゾールは，優れた（～100％）生物学的利用率（吸収率）
を有し，フルオロキノロン系抗菌薬のようなキレート化の心配も
ない。したがって，患者が経口薬を摂取できるようになったら，
すぐに静注薬から経口薬に切り替えるべきである。

- *C. difficile* 分離株のメトロニダゾール耐性は稀であるが，*C. difficile* 感染症の治療不良は稀ではない。この微生物は抗菌薬に耐
性を示す芽胞として存在し，治療終了後に再発を引き起こす可
能性がある。軽度，あるいは中等度の再発性 *C. difficile* 感染症
ではほとんどの例でメトロニダゾールによる再治療が妥当だが，
ほかに経口バンコマイシン（vancomycin）や fidaxomicin による
治療という選択肢もある。

何に効くか

腹部由来の嫌気性菌によると確定された，あるいはその関与が疑
わしい感染症（必要に応じて，好気性菌をカバーする薬剤を併用す
る）。トリコモナス腟炎の治療や感受性のある原虫（アメーバ症，ジ
アルジア症など）が原因の消化管感染症にも使用されている。*H. pylori* 消化管潰瘍性疾患の治療において，メトロニダゾールは他の
抗菌薬，および酸分泌抑制薬と併用される。軽度から中等度の *C. difficile* 感染症の第一選択薬でもある。

忘れないで！

　ヒトの消化管細菌叢は繊細な生態系であり，それを乱すことは患者を危険にさらすことになる。消化管の常在菌叢(主に嫌気性菌)に対するメトロニダゾールの影響で，バンコマイシン耐性腸球菌(vancomycin-resistant *Enterococcus*, VRE)のような厄介な微生物を患者に定着させることがあるので，嫌気性菌のカバーが本当に必要かどうかを判断するべきである。

ニトロフラン系抗菌薬と
ホスホマイシン

14

抗菌薬：ニトロフラントイン(nitrofurantoin)，ホスホマイシン(fosfomycin)

　一般的な尿路起因菌〔主に大腸菌($E.\ coli$)〕において，当初はトリメトプリム／スルファメトキサゾール(trimethoprim，TMP/sulfamethoxazole，SMX)，最近ではフルオロキノロン系抗菌薬への耐性が増加し，臨床医は単純性膀胱炎の患者を治療するための代替薬を探すはめになっている。ニトロフラントインとホスホマイシンは，構造的に異なり，違った作用機序をもつが，その他の点では類似しており，単純性膀胱炎にうまく適合する抗菌薬である。ニトロフラントインとホスホマイシンは，大腸菌に対して優れた活性をもち(ほとんどの研究で90％を超える)，さらに他の一般的な市中の尿路起因菌を適切にカバーする。しかし，薬物動態学的な限界により，その有用性は下部尿路感染症に限られている。したがって，ニトロフラントインとホスホマイシンは，重篤な尿路感染症(例えば，腎盂腎炎や尿路性敗血症)には用いられるべきでない。

作用機序

　ホスホマイシンはβラクタム系抗菌薬やグリコペプチド系抗菌薬と異なった方法で細菌の細胞壁合成を阻害し，ペプチドグリカンを

140   PART 2

構成する要素の産生を妨げる。ニトロフラントインの作用機序の特徴はよくわかっていない。

スペクトラム（活性がある微生物）

活性度が高い：大腸菌，腐生ブドウ球菌（*Staphylococcus saprophyticus*）

活性度が中等度：*Citrobacter* 属，*Klebsiella* 属，*Proteus* 属，腸球菌，*Pseudomonas* 属（ホスホマイシン），*Serratia* 属（ホスホマイシン）

活性度が低い：*Acinetobacter* 属

副作用

消化器障害：嘔気，嘔吐が時折報告されている。食べ物と一緒に本薬を服用すると，この副作用は軽減するかもしれない。

呼吸器障害：非常に稀であるが，ニトロフラントインは2種類の深刻な肺毒性を引き起こす可能性がある。一つは，咳，熱，呼吸困難を呈する急性肺炎である。通常，これは薬剤を中止すればすぐに消失する。もう一つは，慢性肺線維症を起こす可能性であり，これは長期にわたるニトロフラントイン治療で最もよくみられる。薬剤中止後の肺機能の回復は限られてしまう。

■重要事項

• 繰り返し使用できる。米国で利用可能な製剤のニトロフラントインおよびホスホマイシンは，下部尿路以外の感染症には効果がな

い（一部の国では静注ホスホマイシンが利用でき，尿路感染症以外を治療するのに用いられている）。抗菌活性には高い濃度が必要とされ，尿が濃縮するところでのみ，高濃度に到達する。顕著な腎機能障害を認める患者（例えば，クレアチニン・クリアランス 50 mL/min 未満）では，本薬剤の尿中での蓄積が活性を発揮するのに不十分となる可能性にも注意する。特にニトロフラントインは，このような患者での使用を避けるべきである。

- ニトロフラントインには二つの製剤がある。結晶形と巨大結晶／一水和物形である。前者は1日4回，後者は1日2回投与である。患者が好むのはどちらだろうか？

  ホスホマイシンは，米国では患者が水に加えて服用する粉薬としてのみ利用できる。

- ニトロフラントインについての最近の研究では，従来の7日間投与にかわって，5日間でも可能であることが示された。他の尿路感染症薬剤（TMP/SMX やフルオロキノロン系抗菌薬）での3日間投与に慣れている患者は，より短期間の投与が可能になったことによりニトロフラントイン治療をより好ましいと感じるかもしれない。ホスホマイシンはさらに短い投与期間で使用され，単純性膀胱炎の治療で承認されているレジメは単回投与である。

何に効くか

腎機能の適切な患者における単純性膀胱炎の治療（ニトロフラントインとホスホマイシン）と再発性の単純性下部尿路感染症の予防（ニトロフラントイン）。

142   PART 2

忘れないで！

　再確認：これらの薬剤を単純性膀胱炎以外で使用してはならない。ニトロフラントインやホスホマイシンを腎盂腎炎や尿路性敗血症に使用することは，治療不良が起こるのを待っているようなものである。

15

ストレプトグラミン系抗菌薬

抗菌薬：キヌプリスチン／ダルフォプリスチン（quinu-pristin/dalfopristin）

　ブドウ球菌と腸球菌における薬剤耐性の増加に伴い，製薬会社はこれらの耐性感染症と戦うための薬剤開発を増進するにいたった。バンコマイシン耐性腸球菌（vancomycin-resistant *Enterococcus*, VRE）感染症とメチシリン耐性黄色ブドウ球菌（methicillin-resistant *Staphylococcus aureus*, MRSA）感染症を治療するための最初の新薬の一つはキヌプリスチン／ダルフォプリスチンであった。これらの薬剤は二つの異なるストレプトグラミン系抗菌薬が一つになった合剤である。ストレプトグラミン系抗菌薬はそれぞれ単剤では静菌性だが，一緒に投与すると一部のグラム陽性球菌に対し相乗的（synergistically）に作用して殺菌（bactericidal）活性を示す。それゆえに，この薬剤の商標名は synercid® である。キヌプリスチン／ダルフォプリスチンは当初，特に VRE 感染症を治療するために，頻繁に使用されたが，他の薬剤が市場に出回るにつれて，使われることが少なくなった。他のストレプトグラミン系抗菌薬も開発され，成長促進薬として動物に使用されており，疑問の余地はあるが，現代の農業では当たり前のこととして使われている（米国の抗菌薬の50％以上が使用されている）。

作用機序

　キヌプリスチンとダルフォプリスチンは，細菌の蛋白合成を阻害するために，細菌のリボソーム50S上で，異なる部位に結合する。

スペクトラム（活性がある微生物）

　活性度が高い：メチシリン感受性黄色ブドウ球菌（methicillin-sensitive *Staphylococcus aureus*，MSSA），MRSA，連鎖球菌，*Enterococcus faecium*（バンコマイシン耐性株を含む）

　活性度が低い：*Enterococcus faecalis*，すべてのグラム陰性菌

副作用

　キヌプリスチン／ダルフォプリスチンは静脈炎を引き起こすことがあるため，中心静脈ラインから投与されるのが理想的である。筋肉痛や関節痛の発生率（頻度）も高く，それが治療への忍容性を制限することがある。キヌプリスチン／ダルフォプリスチンはチトクローム P450 3A4 を阻害するため，臨床医は薬物相互作用の可能性を認識しておく必要がある。

■重要事項

- キヌプリスチン／ダルフォプリスチンは，5％のブドウ糖溶液（5% dextrose in water，D5W）のみに混合し投与しなければならない。通常の生理食塩水に混ぜると，本薬剤は不溶性となり，患者の静脈ラインを生理食塩水でフラッシュするだけでも結晶化

する。看護師がラインは D5W，もしくは食塩水を含まない他の
希釈液でフラッシュすることを知っているかを確認する。本薬剤
に経口薬はない。

• キヌプリスチン／ダルフォプリスチンに関連する関節痛や筋肉痛
は著しく，過小評価すべきでない。減量によって症状は改善され
るかもしれないが，薬剤の有効性を損なう可能性がある。

• 初期承認後の追跡調査データ不足のため，バンコマイシン耐性
  Enterococcus faecium 感染症治療への適応はキヌプリスチン／ダ
  ルフォプリスチンの添付文書から最近削除された。

何に効くか

他の薬剤に無反応，あるいは他の薬剤が使用できない患者におけ
る MRSA，また，場合によっては *E. faecium* による感染症。

忘れないで！

Enterococcus faecalis に対してキヌプリスチン／ダルフォプリス
チンは活性がない。最も一般的な腸球菌の二つの臨床種（*E. faecalis*
と *E. faecium*）のうち，ほとんどの病院では *E. faecalis* のほうがよ
り多くみられるが，*E. faecalis* がバンコマイシン耐性を示すことは
少ない。この理由から，*E. faecium* 感染が強く疑われない限り，
キヌプリスチン／ダルフォプリスチンは，腸球菌の初期治療として
よりも最適治療としてよく用いられる。リネゾリド（linezolid）とダ
プトマイシン（daptomycin）（次章参照）には，この問題がないため，
治療選択肢としては，より優れている。

環状リポペプチド系抗菌薬

16

抗菌薬：ダプトマイシン（daptomycin）

ダプトマイシンは市場に出た唯一の環状リポペプチド系抗菌薬である。他の抗菌薬に比べユニークな作用機序と標的を示す。ダプトマイシンはグラム陽性菌の細胞膜と結合し，その膜を弱め，微生物から必要不可欠なイオンを漏出させる。これにより膜電位の急速な脱分極を招き，必要とされる細胞作用が停止し，細胞死へと導く。興味深いことに，ダプトマイシンはβラクタム系抗菌薬のように細菌をばらばらにはせず，死滅した細菌には損傷がない。

作用機序

ダプトマイシンは，グラム陽性菌の細胞膜に入り込み，膜の分極を維持する細胞内の陽イオンを漏出させる。その結果，急速な脱分極と細胞死が起こる。

スペクトラム（活性がある微生物）

活性度が高い：メチシリン感受性黄色ブドウ球菌（methicillin-sensitive *Staphylococcus aureus*，MSSA），メチシリン耐性黄色ブドウ球菌（methicillin-resistant *Staphylococcus aureus*，MRSA），

連鎖球菌

活性度が中等度～高い：腸球菌〔バンコマイシン耐性腸球菌（vancomycin-resistant *Enterococcus*，VRE）を含む〕

活性度が低い：すべてのグラム陰性菌

副作用

　ダプトマイシンは骨格筋に影響するため，筋肉痛や筋力低下，場合によっては横紋筋融解症を起こす場合がある。この影響をモニタリングするために，治療中は週に1回クレアチンキナーゼ（creatine kinase，CK）濃度を測定すべきである。本薬を1日1回投与までとし，腎機能障害において投与間隔を調節すれば，この毒性を低減することができる。薬剤熱も起こりうる。ダプトマイシン治療を行った患者で好酸球性肺炎も報告されている。

■重要事項

- ダプトマイシンは VRE と MRSA を含む多くの耐性グラム陽性菌に対して活性がある。適応のある抗菌薬がほとんどないブドウ球菌性心内膜炎（特に右心系心内膜炎）に対して有効であることが証明されている。

- ダプトマイシンに対する耐性は非常に稀であるが，時折報告されている。患者にダプトマイシンを投与する前に，検査室が分離株のダプトマイシン感受性を検査していることを確認する。耐性の基準となる最小発育阻止濃度（minimum inhibitory concentration，MIC）がまだ定義されていないため，感受性の範囲に入らない場合，検査結果として分離株を「非感受性」と報告するか，さ

らに悪いことに，全く報告しないかもしれない。検査室にその方法と詳細を尋ねておくこと。

• ダプトマイシンは非常によく肺組織に浸透するが，肺炎治療にダプトマイシンを用いることはできない。ヒト肺胞界面活性物質は，ダプトマイシンと結合してダプトマイシンを不活化する。早期の臨床試験では，ダプトマイシンで治療された肺炎患者の予後不良が示された。

何に効くか

耐性グラム陽性菌による皮膚・軟部組織感染症，およびブドウ球菌性菌血症(右心系心内膜炎を含む)。適応が通っておらず，十分に研究もされていないが，ダプトマイシンは腸球菌性菌血症にも有用である。

忘れないで！

HMG-CoA 還元酵素阻害薬のような骨格筋に毒性のある他の薬剤を投与中である場合は特に，ダプトマイシン使用患者の CK 濃度と腎機能をモニタリングすること。

17

葉酸代謝拮抗(系抗菌)薬

抗菌薬:トリメトプリム/スルファメトキサゾール (trimethoprim, TMP/sulfamethoxazole, SMX), ダプソン(dapsone),ピリメタミン(pyrimethamine), スルファダイアジン(sulfadiazin),スルファドキシン (sulfadoxine)

合剤 TMP/SMX は,細菌性および寄生虫性・真菌性の感染の両者において,最も広く使われている葉酸代謝拮抗(系抗菌)薬である。TMP/SMX はかつて広域スペクトラム抗菌薬とみなされ,抗菌薬耐性の容赦ない進行の犠牲となった。しかし,まだ多くの適応疾患において第一選択薬である。地域によっても耐性はかなり異なる。したがって,初期治療として TMP/SMX を使用する前に,自分の地域での耐性を考慮する。その他の抗菌薬は,寄生虫性・真菌性感染に使われている。特に示さない限り,以下の情報は TMP/SMX に関するものある。

作用機序

これらの薬剤は葉酸の生合成経路の段階を阻害し,ヌクレオシドのプールを枯渇させて,最終的に,感受性のある微生物の DNA 合成を抑制する。

スペクトラム（活性がある微生物）

活性度が高い：黄色ブドウ球菌（*Staphylococcus aureus*）〔多くのメチシリン感受性黄色ブドウ球菌（methicillin-sensitive *Staphylococcus aureus*, MRSA）株を含む〕，インフルエンザ菌（*Haemophilus influenzae*），*Stenotrophomonas maltophilia*, *Listeria*属，*Pneumocystis jirovecii*（以前は，*P. carinii* として知られた），トキソプラズマ（*Toxoplasma gondii*）原虫（ピリメタミンとスルファダイアジン）

活性度が中等度：腸内グラム陰性桿菌，肺炎球菌（*S. pneumoniae*），*Salmonella*属，*Shigella*属，*Nocardia*属

活性度が低い：*Pseudomonas*属，腸球菌，A群連鎖球菌（*S. pyogenes*），嫌気性菌

副作用

皮膚障害：TMP/SMX は高い頻度で発疹を起こすが，これは通常 SMX の成分による。HIV/AIDS 患者では発疹がさらに多くみられる。通常，これらの発疹は重篤ではないが，中毒性表皮壊死症やスティーヴンズ・ジョンソン症候群のような致死的な皮膚障害も報告されている。

血液障害：特に *Pneumocystis* 感染を治療するために，TMP/SMX を高用量で使用すると，主に用量依存性の骨髄抑制が認められることがある。

腎機能障害：紛らわしいことに，TMP/SMX は真性と偽性両方の腎機能障害を起こす可能性がある。SMX 成分によって引き起こされた結晶尿と急性間質性腎炎（acute interstitial nephri-

tis, AIN）によって急性腎不全を起こしうる。しかし，TMP に
よるクレアチニン分泌の阻害は，糸球体濾過速度を真に低下さ
せることなく，血清クレアチニンの増加を引き起こすこともあ
る。TMP は，カリウム保持性利尿薬〔例えば，トリアムテレ
ン〕と同じように高カリウム血症を引き起こすこともある。

■重要事項

- 何年もの間，女性の急性単純性膀胱炎の治療において TMP/SMX
  は標準的な第一選択薬であった。しかし，ガイドラインでは，地
  域での大腸菌（*E. coli*）の耐性率が 15〜20％以上の場合は，代替
  薬〔例えば，ニトロフラントイン（nitrofurantoin）〕を使うことが
  推奨されている。少なくとも，複雑性尿路感染症（腎盂腎炎また
  は尿路性敗血症）の初期治療において，TMP/SMX を使用すべき
  ではない。

- TMP/SMX では二つの成分が 1：5 の比率で固定されており，投
  与量は TMP の成分に基づいている。経口薬には 2 種類の用量
  がある。単量（TMP：SMX＝80：400 mg），2 倍量（TMP：SMX
  ＝160：800 mg）である。TMP/SMX は経口生物学的利用率（吸
  収率）が極めて高く，患者が経口薬に耐えられる場合には，経口
  療法への変更が可能である。

- TMP/SMX はワルファリンと重篤な薬物相互作用があり，予想
  を超えるプロトロンビン時間の延長をもたらす。可能であれば，
  ワルファリンを服用している患者には TMP/SMX の投与を避け
  るべきである。ワルファリンとの併用がどうしても必要な場合
  は，患者の INR（international normalized ratio）を慎重にモニタ
  リングする必要がある。

- TMP/SMX は静注溶解液にかなり解けにくく，溶解するには比較的大量の希釈液が必要である。心不全患者のように体液量過剰な患者では特に，この溶解液分がかなりの量になる可能性があることに注意する。

何に効くか

単純性下部尿路感染症（地域での耐性が低い地域で）の治療，反復性尿路感染の予防，リステリア髄膜炎の治療，*Pneumocystis jirovecii* 肺炎の治療と予防，トキソプラズマ脳炎の治療。TMP/SMX は，細菌性前立腺炎，腸チフス，メチシリン耐性黄色ブドウ球菌感染症の代替治療薬でもある。スルファダイアジンは，トキソプラズマ症の治療で使用される。

忘れないで！

TMP/SMX アレルギーの患者は，スルホンアミド基を含む他の薬剤（例えば，フロセミド，スルファダイアジン，アセタゾラミド，ヒドロクロロサイアザイド，グリピジド）に対して交差反応を示す可能性がある。

18

リンコサミド系抗菌薬

抗菌薬：クリンダマイシン（clindamycin）

　クリンダマイシンは，バンコマイシン（vancomycin）とメトロニダゾール（metronidazole）を混ぜ合わせたような薬剤ととらえることができる。おのおのの薬剤の特徴を有してはいるが，混ぜ合わせた分，いずれも単剤のときと比べると，効果は劣っている。クリンダマイシンは，グラム陽性菌への活性を必要とする状況で，（患者にβラクタムアレルギーがある場合などに）代替薬となりうる。しかし，メチシリン耐性黄色ブドウ球菌（methicillin-resistant *Staphylococcus aureus*，MRSA）やA群連鎖球菌（*S. pyogenes*）のような起因菌に対する活性は，バンコマイシンに比べると一定ではない。また，クリンダマイシンは多くの嫌気性菌もカバーしているが，グラム陰性の嫌気性菌（例えば，*B. fragilis*）の中には，クリンダマイシンに対して，メトロニダゾールよりも高度な耐性をもつものが存在する。こういった，抗菌薬としての特性に限界があることや，消化器系の副作用をきたしやすいため，クリンダマイシンは，軽症の皮膚感染症や口腔感染症の初期治療に，あるいは感受性があることがすでに判明している最適治療などの場面において，最も使用されている。

作用機序

リボソーム50S上にあるマクロライド結合部位のすぐ隣に，クリンダマイシンが結合して，マクロライド系抗菌薬と同様の機序で，蛋白質合成を阻害する。すなわち，リボソームが移動して，蛋白質鎖にアミノ酸を加えていくのを阻害する。

スペクトラム（活性がある微生物）：クリンダマイシン

活性度が高い：多くのグラム陽性嫌気性菌，*Plasmodium* 属（マラリア），A 群連鎖球菌

活性度が中等度：黄色ブドウ球菌（*Staphylococcus aureus*）（一部の MRSA を含む），グラム陰性嫌気性菌，*Chlamydia trachomatis*，*Pneumocystis jirovecii*，*Actinomyces* 属，*Toxoplasma* 属

活性度が低い：腸球菌，*Clostridium difficile*，グラム陰性好気性菌

副作用

消化器障害：クリンダマイシンによる，最も一般的な副作用の一つが下痢である。クリンダマイシンそのものが，比較的軽症で，自然治癒する下痢を引き起こすこともある。その一方で，菌交代現象の結果生じた，重複（二次）感染の *Clostridium difficile* 感染症によって，重篤な下痢を引き起こすこともある。*C. difficile* 関連の下痢症や大腸炎[訳注1)]は，クリンダマイシンによる

訳注1)p.84 の訳注参照。*Clostridium difficile* 感染症と呼び名が変更されている。

治療中，もしくは治療後に発症し，生命を脅かす。クリンダマイシン使用後に，とりわけ「症状が強い」，「発熱を伴う」，「持続性」などの特徴をもった下痢をしている患者には，*C. difficile* 感染症の評価を行う必要がある。

皮膚障害：クリンダマイシンを使用した結果，発疹が出現することがあり，極めて稀ではあるが，スティーヴンズ・ジョンソン症候群のような重篤な症状が起こることもある。

■重要事項

- ブドウ球菌感染に対する治療薬として，クリンダマイシンは手ごろな代替薬ではあるが，同定された菌の，抗菌薬への感受性結果の解釈には，注意が必要である。クリンダマイシン感受性だが，エリスロマイシン（erythromycin）耐性と報告される微生物の大半は，クリンダマイシン耐性遺伝子を保有している可能性があり，クリンダマイシン治療中に，耐性が誘導される可能性がある。エリスロマイシン耐性，クリンダマイシン感受性の菌株に対して，クリンダマイシンを使用するときには，事前にDテスト（微生物検査室では意味が通じるはず）でスクリーニングを行うべきである。Dテスト陽性とは，クリンダマイシン耐性が誘導されることを意味し，このような状況で，クリンダマイシンを投与するべきではない。

- クリンダマイシンは，蛋白質合成阻害作用や，増殖が定常状態にある微生物に対する抗菌活性を有している。このような特徴は，壊死性筋膜炎や，他の毒素性疾患の治療に利用されており，こういった感染症を治療するときには，βラクタム系抗菌薬を基軸とした治療に，クリンダマイシンの併用を考慮するべきである。

- クリンダマイシンを経口投与した場合の生物学的利用率(吸収率)は，ほぼ100％である。しかし，一般的な経口での投与量は，静注での投与に比べて少なく設定されており，これは，副作用としての消化器症状を減らすことを目的としている。

何に効くか

皮膚・軟部組織感染症，口腔内感染症，嫌気性菌による腹腔内感染に対する治療。外用薬として痤瘡の治療に使用。クリンダマイシンは，〔プリマキン (primaquine) と併用することで〕*P. jirovecii* 肺炎の第二選択薬となる。他の薬剤と併用してマラリアの治療に使用されたり，細菌性腟症の治療，感染性心内膜炎の予防にも使用されたりする。

忘れないで！

ほぼすべての抗菌薬の使用は，*C. difficile* 感染症のリスク上昇と関連している。この中でも，クリンダマイシンのリスクが特に高いことが，一部の研究で示されている（これは，専門医試験にもよく出題されるので留意せよ）。クリンダマイシンは，使い勝手がよく，比較的忍容性の高い薬剤であるが，このようなリスクのため，安易に使用するべきではない。

ポリミキシン系抗菌薬

19

抗菌薬：colistin（colistimethate sodium），ポリミキシン B（polymyxin B）

　ポリミキシン系抗菌薬は，昔からある抗菌薬であり，ずいぶん前に"より安全"なアミノグリコシド系抗菌薬が好まれるようになったため，ほぼ市場から消えていた。残念なことに，近年グラム陰性桿菌の耐性化が進んできたため，耐性グラム陰性菌感染症の治療において，colistin とポリミキシン B が再び注目を集めることになった。古い薬剤のため，現在のような厳格な薬剤承認プロセスを経ておらず，薬物動態的なデータや有効性のデータが十分にないという問題を抱えている。しかし，これらの薬剤が，高度耐性グラム陰性菌〔例えば，*Acinetobacter baumannii* とカルバペネム耐性腸内細菌（carbapenem-resistant Enterobacteriaceae，CRE）〕の治療に有用であることがわかり，使用されている。

作用機序

　ポリミキシン系抗菌薬は，グラム陰性菌の外膜と結合し，膜の安定性を崩壊させ，細胞の中身を漏出させる。

スペクトラム（活性がある微生物）

活性度が高い：多くのグラム陰性桿菌〔多剤耐性 *Acinetobacter baumannii*，緑膿菌（*Pseudomonas aeruginosa*），クレブシエラ（*Klebsiella pneumoniae*）を含む〕

活性度が中等度：*Stenotrophomonas maltophilia*

活性度が低い：すべてのグラム陽性菌，嫌気性菌，*Proteus* 属，*Providencia* 属，*Burkholderia* 属，*Serratia* 属，グラム陰性球菌

副作用

腎機能障害：最も多い副作用は，急性尿細管壊死による腎毒性である。臨床現場において急性腎機能障害はよく認めるが，ポリミキシン系抗菌薬を使用したに最近の研究のほとんどは，極めて重篤な患者に対して最終手段として使用されたものであり，比較試験も困難であるため，ポリミキシン系抗菌薬のみで誘発された発生率（頻度）を推定することは困難である。

神経障害：神経毒性は稀である。めまい，脱力，知覚異常，意識障害が出現することがある。神経筋ブロックが起こることもあり，これは致命的な呼吸停止の原因となる可能性がある。

■重要事項

- colistin とポリミキシン B は，非常に類似した薬剤である。colistin のほうがより活性があるかもしれないが，全身投与においては colistimethate sodium として投与される。colistimethate は体内で活性化 colistin に変換される。colistimethate は腎排泄され，

排泄されない一部が colistin に変換される。活性化 colistin のミリグラム単位量（colistimethate ～400 mg＝base colistin 150 mg）で投与する。しかし，全身的に活性を有する実際量は各患者において異なる。colistin 自体は全身投与に使用しない。ほとんどの文献（本書も含め）において，「colistin」とは「colistimethate sodium」を指している。

- colistin 使用をさらに混乱させるのは，各国で異なる投与単位が用いられていることである。欧州や他の多くの国々では国際単位（IU）により投与するが，米国の製剤はミリグラム単位で用いられる。比較の際，「1 mg＝12,500 IU」を知っておくことは重要である。

- ポリミキシン系抗菌薬は，通常最終手段として使われる抗菌薬のため，他の薬剤と併用されることがある。ある研究では，colistin とリファンピン（rifampin）のような他の薬剤との組み合わせが colistin 単剤よりも効果的かもしれないといわれている。

- colistin の経口薬は，消化器系手術前のような消化管除菌にのみ使用すべきである。全身性の感染症を治療するために，静注薬から経口薬 colistin に変更してはいけない。

- colistin の吸入は，一部の，特に囊胞性線維症患者で，グラム陰性菌（主に *Pseudomonas* 属）の定着を減少させるために使用される。投与される直前に，調製すべきである。一部の専門家は，エビデンスレベルは強くはないが，肺炎も治療するために colistin 吸入を使用する。

何に効くか

ポリミキシン系抗菌薬は，多剤耐性グラム陰性菌による肺炎，菌

血症，敗血症，複雑性尿路感染症などの治療において有用である。これらの疾患の多くで，ポリミキシン系抗菌薬についての研究が十分ではないため，他の薬剤に感受性があれば他の薬剤を使用すべきである。

忘れないで！

　ポリミキシン系抗菌薬の腎毒性の予測はさまざまだが，特に腎毒性に耐えられないような非常に重篤な患者では，腎機能障害の発生率（頻度）は相当に高い。ポリミキシン系抗菌薬投与患者では，厳密に腎機能をモニターして，可能であれば，バンコマイシン（vancomycin）を含む他の腎毒性のある薬剤を避けるべきである。

Fidaxomicin

20

抗菌薬：fidaxomicin

fidaxomicin は抗菌薬のリストに新しく追加されたが，使用は唯一，*Clostridium difficile* 感染の治療に限られる。fidaxomicin は，とても狭域なスペクトラムで，消化管から吸収されないマクロサイクリック系抗菌薬であり，*C. difficile* の治療に理想的である。なぜなら，投与中でも消化管正常細菌叢に影響を与えず，回復を促すからである。

作用機序

fidaxomicin は，殺菌性のリボソーム蛋白合成阻害薬である。米国食品医薬品局（Food and Drug Administration, FDA）はマクロライド系抗菌薬と分類するが，他のマクロライド系抗菌薬とは異なり，消化管で吸収されず，感受性のある微生物を殺菌することができる。

スペクトラム（活性がある微生物）

活性度が高い：*Clostridium difficile*
活性度が低い：その他すべて（*Bacteroides* 属種と腸内グラム陰性

164　PART 2

桿菌を含む)

副作用

　非吸収性の抗菌薬であるため，fidaxomicin は全身性の副作用が
ほとんどないと期待されている。臨床試験で報告されたほとんどの
副作用は，*C. difficile* 感染症と関連し，嘔気，下痢，腹痛，腹部の
痙攣などである。fidaxomicin の副作用をさらに分類するために，よ
り多くの経験が必要である。

■重要事項

- バンコマイシン (vancomycin) 内服と比較した臨床試験では，
  fidaxomicin は経口薬バンコマイシンとの非劣性を示した。しか
  し，fidaxomicin は *C. difficile* 感染症の再発率を防ぐ点で優れて
  おり，再発リスクが高い患者で好まれるかもしれない。
- 消化管の正常細菌叢を保つ fidaxomicin の長所は，経口バンコマ
  イシン，またはメトロニダゾール (metronidazole) の併用により，
  おそらく無効になるだろう。併用が単剤より必ずしも良好という
  わけではなく，これらの併用は避けるべきである。
- 現時点で，fidaxomicin は高価である。患者支援プログラム[訳注1)]
  が，fidaxomicin を必要とする患者に投与するための手助けとなる。

訳注 1) 日本にはない。

何に効くか

下痢から偽膜性大腸炎までの *Clostridium difficile* 感染症。

忘れないで！

fidaxomicin は，*C. difficile* 感染症の再発を低下させる重要な有益性があるが，高価な薬剤であり，どの患者が最も利益を得られる可能性が高いかという慎重な判断を必要とする。

PART 3

抗結核薬

21

抗結核薬

■抗結核薬の概要

結核〔結核菌（*Mycobacterium tuberculosis*）によって引き起こされる疾患〕は，世界で最も手ごわい感染症の一つである。結核とその他の抗酸菌症は治療が困難であるが，それにはいくつか理由がある。抗酸菌は，大腸菌（*E. coli*）や黄色ブドウ球菌（*Staphylococcus aureus*）のような「典型的な」細菌に比べ，ゆっくりと自己複製する。ゆっくり増殖する菌のほうが制御しやすいように思えるかもしれないが，それにより抗酸菌は薬物治療がより難しい。というのも，抗菌薬による化学療法に対して最も代謝活性があり感受性を示すのは，活発に分裂している細胞だからである。

抗酸菌は休眠状態で存在していることもあり，ほとんどすべての抗菌薬に対し耐性を示す。それらは細胞内微生物であるため，細胞内で作用しない薬剤には効果がない。また，抗酸菌は典型的なグラム陽性菌やグラム陰性菌とは構造的に異なる細胞壁を有する。抗酸菌の最外層はリン脂質とミコール酸で構成されており，抗菌薬の浸透に抵抗するロウ様の層となっている。アラビノガラクタンとペプチドグリカンは細胞壁の多糖類成分である。βラクタム系抗菌薬はペプチドグリカンに到達できないため，それらの大部分に不活性である。図21-1に抗酸菌の基本的な構造を示す。

抗酸菌症の薬物治療は複雑である。耐性の発現を最小にし，治療

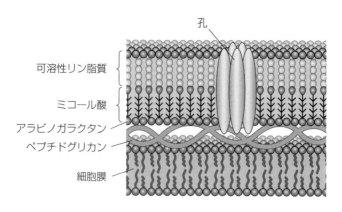

図21-1 抗酸菌の細胞壁

期間を短縮するために，活動性疾患の患者に対しては常に多剤での併用が行われる。これらの抗結核薬同士，および患者に投与されている他の薬剤との間で相互作用がみられる。特に抗酸菌症にかかりやすい免疫不全患者において，すでに複数の薬剤が投与されていることが多いためである。抗酸菌の増殖は遅いため，感受性検査は数日では足りず，数週間を必要とする。そのため多くの場合，初期治療レジメは長期間に及ぶ。結核において，活動性患者の標準治療はまず4剤併用療法である。したがって，服用遵守（コンプライアンス，アドヒアランス）と薬物相互作用に注意を払うことが重要である。

本章では結核と MAC (*Mycobacterium avium-intracellulare* complex) の第一選択薬について検討する。多くの第二選択薬が結核に使用できるが，多剤耐性結核 (multidrug-resistant tuberculosis, MDR-TB) の治療は，感染症専門医の管理を必要とするため，本書では割愛する。MDR-TB に関して「単純」なものは何もない。以下の抗酸菌症治療薬は一般の抗菌薬の章（本書 PART 2）で詳述してい

る。それらはフルオロキノロン系抗菌薬〔特に，モキシフロキサシン（moxifloxacin）には活性がある〕，マクロライド系抗菌薬，アミノグリコシド系抗菌薬である。結核の第一選択薬の毒性はそれぞれ特徴的であるため，これらを知ることは特に重要である。これらの特徴に関する質問は，学校の試験や認定試験といった多くの試験で出題されることだろう。

リファマイシン系抗結核薬

22

抗菌薬：リファンピン(rifampin)〔別名リファンピシン(rifampicin)〕，**リファブチン(rifabutin)**，リファペンチン(rifapentine)，リファキシミン(rifaximin)（抗酸菌症では使われない）

結核と MAC(*Mycobacterium avium-intracellulare* complex)の双方において，リファマイシン系抗結核薬は治療の要となる。リファマイシン系抗結核薬は，細菌の DNA からメッセンジャーRNA への転写を抑制する蛋白合成阻害薬である。リファンピン（欧州の文献ではリファンピシンで知られている）は，結核薬物治療の最も重要な二つの薬剤のうちの一つである。リファマイシン系抗結核薬はチトクローム P450 の強力な誘導物質である。投与する場合には，患者に対して，常に薬物相互作用の有無の確認を行うべきである。抗酸菌に対する活性に加えて，リファマイシン系抗結核薬は多くの「典型的な」細菌に対しても活性があり，他の治療〔特に難しいとされるメチシリン耐性黄色ブドウ球菌(methicillin-resistant *Staphylococcus aureus*, MRSA)感染症治療〕にも時々併用される。

作用機序

リファマイシン系抗結核薬は RNA ポリメラーゼを阻害し，メッ

174 PART 3

センジャーRNA の産生を阻止して転写を防ぐことで作用する蛋白合成阻害薬である。翻訳を阻害する他の蛋白合成阻害薬とは異なる。

スペクトラム（活性がある微生物）

活性度が高い：ほとんどの抗酸菌

活性度が中等度：ブドウ球菌属（*Staphylococcus*），*Acinetobacter* 属，腸内細菌科

活性度が低い：単剤療法によって「典型的な」細菌，一部の非常に稀な抗酸菌

副作用

　一般にリファマイシン系抗結核薬は，忍容性が良好な薬剤であるが，強いチトクローム P450 誘導作用のために最も評判が悪い。チトクローム P450 の誘導によって代謝が強力に促進されるため，他の薬剤濃度を治療域以下に低下させる原因となり，例えば，痙攣発作がコントロール不能（抗痙攣薬の効果の低下）となったり，臓器拒絶反応（免疫抑制薬抗菌薬の効果の低下）が現れたりと，悲惨な臨床結果を招くことがある。リファンピンには分泌物（尿，涙など）を赤橙色にするという特徴があり，実際にコンタクトレンズを着色することもあるため，リファンピン投与中はコンタクトレンズを装着すべきでない。それ以外について，この作用は永久に続くことはないし，有害でもなく，このことを知らせておけば患者は安心する。リファマイシン系抗結核薬は肝障害を引き起こすこともある。それほど重篤ではない副作用として，発疹，嘔気，嘔吐，薬物過敏症（たいていは発熱）がある。

■重要事項

• リファブチンとリファンピンは両方とも MAC と結核に対して活性があるにもかかわらず，リファブチンが MAC の選択薬で，リファンピンは結核の選択薬である。MAC 感染症は HIV 患者において最もよく見かける。HIV 患者にはチトクローム P450 によって代謝される抗レトロウイルス療法が行われている。リファブチンはチトクローム P450 誘導効果がリファンピンよりもいくらか少なく，この治療法での薬物相互作用の影響を最小化するために，MAC 感染症において使用されることが多い。

• リファンピン（またはリファブチン）は結核治療で最も重要な二つの薬剤のうちの一つである〔もう一つはイソニアジド（isoniazid）〕。結核菌（*M. tuberculosis*）の分離株がリファンピン耐性である場合，薬物治療が成功する見込みは相対的に低く，より複雑なレジメを用い，通常より長期間行わなければならない。

• すべてのリファマイシン系抗結核薬はチトクローム P450 酵素を誘導する。また，他の肝代謝経路を通して薬剤代謝を誘導する場合がある。リファマイシン系抗結核薬の投与を始めるときは，必ず薬物相互作用を検査しておくこと。

• リファブチンはリファンピンほど強力にはチトクローム P450 代謝を誘導しない。しかし，それでも強力な誘導物質であることには変わりない。

• リファペンチンは週 1 回投与の第二選択薬である。リファペンチンはその感受性をリファンピンやリファブチンと共有する。分離株がこれらの薬剤のうち一つでも耐性を示した場合，ほかすべてに耐性があることになる。最近のガイドラインでは，潜在性結核の週 1 回治療として，イソニアジドとの併用でリファペンチンを

176　PART 3

推奨している訳注1)。

- リファキシミンは消化器における治療，または予防にだけ使用される非吸収性リファマイシン系抗結核薬である。抗酸菌症では使用されない。本章では，リストを完全にするために薬名を記載しているだけである。

- 活動性結核の治療において，リファマイシン系抗結核薬は単剤療法として使用すべきではないが，潜在性結核に対しては単剤療法として使用できる。

- 米国外の多くの地域で，リファンピンはリファンピシンとして知られている。

何に効くか

他の薬剤と併用して活動性結核とMACの治療に使用。潜在性結核。選択的細菌性感染症（特に他の抗菌薬を併用した人工弁の心内膜炎の治療）。

忘れないで！

患者に対し，尿や他の分泌物が橙または赤に変わるかもしれないと伝えているかどうかを確認する。それは，驚きでありほとんどの人がいやだと思うことだ。

訳注1)ただし，このレジメはイソニアジドもしくはリファペンチンに対して耐性のある場合，小児や妊婦，HIV/AIDS患者では選択すべきでない。

イソニアジド

23

抗菌薬：イソニアジド（isoniazid）

　イソニアジドは，結核菌（*M. tuberculosis*）とその同属である *M. kansasii* に対してのみ抗菌活性を有するが，結核の薬物治療において最も重要な二つの薬剤のうちの一つ（もう一つはリファンピン）である。細胞壁でのミコール酸合成を阻害することにより作用を発揮し，活発に増殖中，あるいは休眠中の抗酸菌，どちらに対しても有効である。活動性結核，潜在性結核いずれの治療においても使用される。

作用機序

　イソニアジドは，合成触媒酵素を抑制することにより，細胞壁でのミコール酸合成を阻害する。

スペクトラム（活性がある微生物）

　結核菌と *M. kansasii* に対してのみ抗菌活性がある。

副作用

　イソニアジドの古典的な副作用は末梢神経障害である。これは，ピリドキシン（pyridoxine）（ビタミン B_6）を投与することにより予防することが可能であり，神経障害を発症するリスクのある患者に対して投与が推奨される（例えば，糖尿病患者，妊婦，アルコール乱用者）。他の神経毒性として，頻度は下がるものの，視神経炎があるほか，稀に痙攣も起こることがある。薬剤誘発性ループスも発症しうるが，治療中止により軽快する。他の抗結核薬と同様，肝毒性も生じる。過敏症を認めることがあり，最も多いのは，発疹もしくは薬剤熱である。

■重要事項

- イソニアジドは，潜在性結核の選択薬である。潜在性結核については，活動性結核と比べて菌量が少ないため，単剤で投与されるが，単剤療法では耐性化が生じうる。
- イソニアジドは，さまざまな薬理遺伝学的代謝を有する古典的な薬剤である。イソニアジドの「アセチル化が速い人（rapid acetylators）」は，「アセチル化が遅い人（slow acetylators）」に比べて代謝が速いけれども，臨床上の重要性はわかっていない。イソニアジドを開始する前に，薬物遺伝学的検査は通常行わない。
- イソニアジドは，増殖中の抗酸菌に対して殺菌性を示すが，休眠中の抗酸菌に対しては静菌性である。
- イソニアジド内服中はアルコールを控えるよう患者に忠告すべきである。これはアルコールが抗菌活性を減弱させるという神話とは無関係で，実際には肝毒性のリスクが増えるのを防ぐためである。

何に効くか

イソニアジドは活動性結核と潜在性結核の両方において選択される薬剤である。活動性結核の治療においては，他剤を併用しなければならない。イソニアジドとリファンピンの組み合わせは，多剤耐性のない結核への初期強化療法において推奨される。

忘れないで！

ガイドラインでは，ハイリスク患者に対してのみ，神経障害を予防するためにピリドキシン追加を推奨しているが，イソニアジドを内服するすべての患者に対して推奨することへの否定的側面はない。ピリドキシンとピラジナミド(pyrazinamide)(24章参照)を混同してはならず，自分の患者は両方の薬剤を当然内服しているものだと思うべきである。ほとんどの結核患者では，初期治療においてピリドキシンとピラジナミドの両方を内服すべきである。

ピラジナミド

24

抗菌薬：ピラジナミド(pyrazinamide)

　ピラジナミドは，結核治療における第一選択薬である。4剤による初期治療レジメのうちの一つであり，ピラジナミドを含めた4剤の治療により治療期間を従来の9カ月から6カ月に短縮できる。ピラジナミドは緩徐に増殖する結核菌(*M. tuberculosis*)に対しても殺菌性を示す。通常，結核治療における最初の2カ月間だけ使用される。

作用機序

　ピラジナミドは，プロドラッグであり，作用機序ははっきりしない。活性型では，Ⅰ型脂肪酸合成酵素を阻害することによりミコール酸の産出を防ぐと考えられているが，他の作用機序もあると思われる。

スペクトラム(活性がある微生物)

　結核菌に対してのみ抗菌活性がある。

副作用

ピラジナミドの重要な副作用は，高尿酸血症と肝毒性である。肝毒性（主に肝炎）は用量依存的であり，以前よりも低用量で投与される現在では頻度が下がっている。高尿酸血症は予測可能であり，痛風を合併することはめったにないものの，高尿酸血症のためにレジメからピラジナミドを中止し，治療期間を延長する事態に陥ることがある。関節痛も生じることがあるが，高尿酸血症とは切り離して考えるべきであり，市販の鎮痛薬で対処可能である。

■重要事項

- 興味深いことに，ピラジナミドは酸性の環境下（pH＜6未満）でのみ活性がある。これが問題となる疾患がいくつかあるが，活動性結核において形成される乾酪性肉芽腫に対しては完全な活性を有する。また，食細胞内においても作用する。
- 肝炎を高率で引き起こすため，ピラジナミドが潜在性結核に対してリファンピンと併用されることは，現在ではない。
- ほとんどの結核患者が内服しているピリドキシン（pyridoxine）と混同しないように注意すべきである。

何に効くか

ピラジナミドは活動性結核の初期治療においてのみ使用される。

忘れないで！

　ピラジナミド，もしくは第一選択の結核治療薬を投与する場合，患者には肝炎の徴候(褐色尿，腹痛，食欲低下)があれば報告するように伝える。

エタンブトール

25

抗菌薬：エタンブトール(ethambutol)

エタンブトールは活動性結核と MAC (*Mycobacterium avium-intracellulare* complex) 感染症の両方に対する第一選択薬である。エタンブトールは，抗酸菌の細胞壁の構成要素であるアラビノガラクタンの産生を阻害する。ピラジナミド(pyrazinamide)と同様，エタンブトールは原則として活動性結核に対する4剤の初期治療で使用されるが，MAC 感染症では継続治療薬である。

作用機序

エタンブトールは，Ⅲ型アラビノシル転移酵素を抑制することにより，アラビノガラクタンの産生を阻害する。アラビノガラクタンは抗酸菌の細胞壁の構成要素であるが，定型細菌においては構成要素ではないことから，エタンブトールの抗菌活性は抗酸菌に限られる。

スペクトラム(活性がある微生物)

結核菌(*M. tuberculosis*)，MAC，*M. kansasii*

副作用

　エタンブトールの特徴的な副作用は視神経炎であり，視力低下または赤緑色覚異常を現すことが多い。投与量と治療期間に依存し，通常は可逆性であるが，この問題を発見するためにモニタリングを要する。5歳未満の小児においてエタンブトールの使用は推奨されていないが，これはモニタリングのための視力検査を確実に行うことができないためである。発疹や薬剤熱は稀に生じる。

■重要事項

- エタンブトールは忍容性がとても良好であり，肝毒性に関与しない数少ない抗結核薬の一つである。
- エタンブトールは，活動性結核の治療の維持期（初期2カ月終了後）において，リファンピン（rifampin）継続が困難な場合に，リファンピンの代替薬として用いることができる。しかしながら，その場合の治療期間は，リファンピンとイソニアシドを組み合わせた場合よりも延長させる必要がある。
- エタンブトールは，〔マクロライド（macrolide）系抗菌薬やリファブチン（rifabutin）とともに〕MAC感染症の治療における第一選択薬の一つである。

何に効くか

　活動性結核とMAC症の両方に対する第一選択薬である。維持期の治療において，リファンピンの忍容性がない患者に対する第二選択薬である。

忘れないで！

　エタンブトールが視神経炎を引き起こすことを覚えておく簡単な方法とは？　「エタンブトール（Ethambutol）であんな目（Eyes）にはあいたくない！」と覚えておくことだ。

PART
4

抗真菌薬

抗真菌薬

26

■抗真菌薬の概要

　真菌類は自らの王国を統治する。これらの腐生生物と寄生生物にはおそらく数百万種がいるであろうとされるが，細菌と同様に，起因菌となるのはごくわずかである。ほとんどの病原性真菌は日和見的であり，ヒトで感染が起きるには，免疫不全患者であるか，皮膚や粘膜などのバリアーが破壊されている場合である。ある意味では，全身性真菌感染症の増加は医学の進歩ととらえることができる。というのも，移植，腫瘍学，リウマチ学，新生児学，老年医学，その他の領域の向上により，真菌類にとって易感染性の高い宿主が生み出されたからである。真菌学の診療は近年大きく広がった。

　顕微鏡で見る場合，真菌類はその形状には二つある。酵母と糸状菌／菌糸である。医学的に重要な真菌類の一部を**表 26-1**に示す。真菌類の中で，酵母は出芽により繁殖する単細胞種である。コロニーとして増殖した酵母は，湿潤で光沢のある外観を示す。糸状菌は多数に分枝した菌糸からなる多細胞真菌で，新たな場所へ既存の菌糸を移動させたり，胞子を形成・拡散させたりしながら，複製していく（それゆえ，リンゴが1個でも痛んでいれば，他のリンゴに広がり全体を損なうことになる）。真菌類は，われわれにもなじみのある，けばだった姿をしている〔例えば，クモノスカビ（*Rhizopus*）属がパンのうえで広がる様子をみたことがあるはずだ〕。

192   PART 4

表26-1 臨床上一般的な真菌類

酵母	二形性真菌	糸状菌
Candida 属	*Histoplasma* 属	*Aspergillus* 属
Cryptococcus 属	*Blastomyces* 属	*Fusarium* 属
	Coccidioides 属	*Scedosporium* 属
	Paracoccidioides 属	接合菌類(*Zygomycetes*)

　これら二つの基本的な形状に加えて，いずれの形状でも存在することができる二形性真菌(dimorphic fungi)がある。二形性真菌は室温では糸状菌様であるが，体温では酵母様となる。それらは世界の特定の領域において特有の感染を引き起こすため，地域流行型真菌(endemic fungi)とも呼ばれている。例えば，*Coccidioides immitis* は，米国南西部とカリフォルニア中央部において，時にバレー熱と呼ばれる感染症を引き起こす。

　酵母，特に *Candida* 属は，医療関連血流感染の主な原因の第4位となっている。これは注意すべき重要な原因微生物である。残念ながら，侵襲性 *Candida* 感染症については特定の診断基準はない。糸状菌は，通常免疫不全状態の宿主でのみ感染症を引き起こすが，最も重篤な免疫不全患者だけでなく，さまざまなレベルの免疫不全状態において起こりうるということを念頭におく必要がある。通常，二形性真菌による感染は軽度で，自然に寛解する。しかし，特に免疫不全状態の患者においては，致死的な全身播種を引き起こすこともある。

　抗真菌薬物治療にはさまざまな問題があり，真菌感染症の治療は，細菌性感染症の治療よりも困難となることが多い。問題の一つは，真菌性疾患の症状は通常，細菌性疾患とあまり大きな違いはないが，起因菌を培養で分離することが難しい。それゆえ，侵襲性真

菌感染症が疑われるときには，迅速に初期治療を開始することが重要である。また，真菌感染症の発症，拡大を防ぐために，易感染性の患者群では予防投与が行われる。

真菌性疾患の治療におけるもう一つの懸念は，ほとんどの施設において，抗真菌薬の感受性検査を行わないことである。そのため，臨床医は検査結果ではなく，種（species）に基づいて感受性パターンを推測せざるを得ないという状況になる。さらに，宿主の免疫状態により侵襲性真菌感染症の治療は成功率に大きく影響を受ける。好中球数減少性の真菌感染症患者において，好中球数の回復は治療成功の重要な予測因子であり，長期にわたって免疫不全状態をきたす患者の予後はかなり悪い。したがって，抗真菌薬の適切な選択が重要である一方，中心静脈カテーテルの除去や免疫抑制薬の減量といった真菌感染症患者の危険因子の制御がより重要である。

細菌を殺す薬剤が豊富にあるのに対し，全身投与の抗真菌薬の数ははるかに少ない。原核生物の細菌よりも真核細胞の真菌類のほうが，選択的毒性を達成するのはより難しいが，近年新しく市場に登場した抗真菌薬のおかげで真菌感染症の治療法は大きく変化してきている。次章からは，さらに詳しくこれらの抗真菌薬を紹介する。

ポリエン系抗真菌薬

27

抗菌薬：アムホテリシン B（amphotericin B），アムホテリシン B の脂質製剤，ナイスタチン（nystatin）（局所薬）

　何年もの間，他の選択肢がなかったことと，広い抗真菌スペクトラムがあることから，アムホテリシン B デオキシコール酸塩（amphotericin B deoxycholate）は，多くの全身性真菌感染症における標準治療薬であった。ポリエン系抗真菌薬は，真菌類の細胞膜でエルゴステロールと結合し，その機能を阻害することで作用する。アムホテリシン B には注目すべき毒性として，主に腎毒性と輸液関連反応がある。これらの毒性を軽減するために，三つの脂質製剤が開発された。アムホテリシン B コロイド分散製剤（amphotericin B colloidal dispersion，ABCD），アムホテリシン B 脂質複合製剤（amphotericin B lipid complex，ABLC），リポソーム型アムホテリシン B（liposomal amphotericin B，LAmB）である[訳注1]。

　エキノキャンディン系抗真菌薬と広域スペクトラムのアゾール系抗真菌薬が導入されて以降，アムホテリシン B 製剤はほとんど使われていないが，有用性はまだある。酵母と多くの糸状菌に対する活性，研究下での病態において証明された有効性，長い使用の歴史

訳注1）三つの脂質製剤のうち，日本で承認されているのは，リポソーム型アムホテリシン B（LAmB）みである。

により，抗真菌薬の中での地位は維持されている。

作用機序

　アムホテリシンBのようなポリエン系抗真菌薬は，真菌類の細胞膜でエルゴステロールと結合し，膜内に孔を形成して，細胞の中身を漏出させ，最終的に細胞死へと導く。

スペクトラム（活性がある微生物）

活性度が高い：*Candida* 属と *Aspergillus* 属のほとんどの種，*Cryptococcus neoformans*，二形性真菌，多くの糸状菌

活性度が中等度：接合菌類

活性度が低い：*Candida lusitaniae*，*Aspergillus terreus*

副作用

輸液関連反応：アムホテリシンB製剤の輸液関連反応には発熱，悪寒，硬直といった印象的な症状を呈するが，アセトアミノフェン（acetaminophen）やヒドロコルチゾン（hydrocortisone），場合に応じて他の薬剤を前投薬することで軽減できる。LAmBの輸液関連反応は最も軽微だが，ABCDは最も重篤である。

腎機能障害：アムホテリシンB製剤による腎毒性は一般的である。遠位曲尿細管に対する直接的作用と輸入細動脈の血管収縮による間接的作用により腎毒性を引き起こす。腎毒性によりマグネシウムとカリウムが消費されるため補給が必要となる。アムホテリシンB脂質複合製剤（ABLC）の腎毒性は，従来のアム

ホテリシンBデオキシコール酸塩製剤より少なく，LAmBは最少である。

その他：トランスアミナーゼ上昇と発疹は，アムホテリシンB製剤でも起こる場合がある。

投与上の注意

アムホテリシンBの製剤が複数あることで，投与量について混乱する場合がある。アムホテリシンBデオキシコール酸塩は通常0.5～1.5 mg/kg/dayで投与する。それに対し脂質製剤は3～6 mg/kg/dayである。脂質製剤間の投与量が同等かどうかは，まだ結論づけられていないがほとんどの臨床医は同等とみて使用している。アムホテリシンBデオキシコール酸塩を誤って脂質製剤の用量（約5倍）で使用すると致死投与量となる。製剤に注意すること。

■重要事項

- アムホテリシンBの腎毒性はナトリウム負荷によって軽減されることがあり，アムホテリシン点滴の前後に生理食塩水のボーラス投与を行う場合がある。ナトリウム負荷は腎臓保護のための安価で簡単な方法である。

- アムホテリシンBの輸液関連反応の発生率（頻度）と重症度を低下させるため，多くの臨床医はアセトアミノフェン，ジフェンヒドラミン（diphenhydramine），ヒドロコルチゾンなどの薬剤を前投与する。メペリジン（meperidine）はアムホテリシンBによる悪寒戦慄を治療するために投与されるが，腎臓で除去される神経毒性代謝物を含むため，腎機能障害を認める患者では慎重に使用

すること。

- アムホテリシンBの脂質製剤の間で有効性の違いが存在するかどうかには議論の余地がある。しかし，安全性の違いは存在する。輸液関連反応はABCDで最も多く，LAmBで最も少ない。すべての脂質製剤はアムホテリシンBデオキシコール酸塩よりも腎毒性は低いが，中でもLAmBが最も低いとされている。
- ナイスタチンは全身投与に対する忍容性が低いため，局所的にのみ使用される。

何に効くか

アムホテリシンB製剤は，クリプトコッカス髄膜炎に対する第一選択薬であるとともに，二形性真菌や一部の糸状菌が引き起こす重症真菌感染症の第一選択薬でもある。広域スペクトラムを有するため，発熱性好中球減少症のように原因の真菌は判明していないが，真菌類による感染が疑われる場合，アムホテリシンB製剤は合理的な選択肢でもある。一方で，カンジダ症とアスペルギルス症に対しては，より新しく，より安全な抗菌薬が使用できるようになったことから，使用は減少している。

忘れないで！

どの製剤を使っているのか，アムホテリシンB製剤の種類と用量を二度確認する。

28

代謝拮抗性抗真菌薬

抗菌薬：フルシトシン(flucytosine)(5-FC)

　フルシトシンは DNA 合成を阻害する代謝拮抗薬であるという点で，他の抗真菌薬とは異なる作用機序をもつ。当初，フルシトシンは抗腫瘍薬として研究されたが，ヒト癌細胞よりも真菌類に対して著しく活性が高いことが明らかになった。フルシトシンの主要な役割は，クリプトコッカス症に対するアムホテリシン B (amphotericin B) 製剤との併用療法である。毒性が強いことや相対的に効果が乏しいこともあり，他の感染症に対してはめったに使用しない。

作用機序

　フルシトシンは真菌細胞の中で脱アミノし5-フルオロウラシル(5-fluorouracil)となり，さらに蛋白質と DNA 合成を阻害する代謝物へと変わる。

スペクトラム(活性がある微生物)

　活性度が高い：アムホテリシン B との併用 —— *Cryptococcus neoformans*, *Candida* 属のほとんどの種

　活性度が中等度：単剤療法 —— *Cryptococcus neoformans*, *Can-*

dida 属のほとんどの種

活性度が低い：糸状菌，*Candida krusei*

副作用

　フルシトシン（5-FC とも呼ばれる）は，真菌類に対して用いられるフルオロウラシルである。この事実を考慮すれば，副作用は予測可能である。フルシトシンは真菌類に対して割と選択的なだけで，特に高用量または長期間の投与によって，著明な骨髄抑制を引き起こすことがある。消化器症状はもっと頻繁に起こるが，軽度である。

■重要事項

- フルシトシンについては，服用から約 2 時間後のピーク値を調べる薬剤濃度モニタリングが可能である。しかし，薬物濃度よりも，血算などの血液学的検査値のほうがもっと重要であるため，フルシトシン濃度のモニタリングだけを信用しないこと。
- 通常，フルシトシンは *in vivo* での耐性発現の可能性があるため，侵襲性カンジダ症の単剤療法として使用すべきでない。
- フルシトシンの最も一般的な使用は，クリプトコッカス髄膜炎に対するアムホテリシン B 製剤との併用である。この併用はガイドラインでも推奨されており，非常によく知られているが，フルシトシンの有用性に疑問を投げかける臨床医もいた。以前の臨床研究では，フルシトシンを使用することで，より速やかな脳脊髄液培養陰性が得られたが，臨床上の明らかな利点は明らかにされていなかった。しかし，最近の，HIV 感染患者におけるクリプ

トコッカス髄膜炎に対する研究では，フルシトシンの使用により生存利益が示された。これは，効能に関して明らかなプラスであるが，HIV感染が非常に流行している貧窮の国々では，フルシトシンを手に入れたり，工面したりすることが困難である。

• フルシトシンは5-FCと一般的に略記されるが，これに関連し，はるかに毒性の強い5-FU（フルオロウラシル）と混同する場合があるので，この慣習は避けるべきである。

何に効くか

上述したように，フルシトシンの使用のほとんどは，クリプトコッカス髄膜炎の治療を目的としたアムホテリシンB製剤との併用である。この併用は，クリプトコッカス感染のほかの病型の治療や，稀に*Candida*属感染の治療に用いられることもある。アレルギーまたは耐性のために，フルコナゾール（fluconazole）を投与できない患者に対し，カンジダ尿の除菌における選択肢にもなりうるが，この治療が必要な患者の数は少ない。

忘れないで！

血液学的毒性が発現する場合，患者の血算をしっかりモニターし，用量修正または投与の中止を考える。

29

アゾール系抗真菌薬

■アゾール系抗真菌薬の概要

抗菌薬：ケトコナゾール（ketoconazole），フルコナゾール（fluconazole），イトラコナゾール（itraconazole），ボリコナゾール（voriconazole），ポサコナゾール（posaconazole），複数の局所製剤

　アゾール系抗真菌薬は，抗真菌薬の大きなクラスであり，近年，薬剤開発が進められている。真菌類のチトクローム P450 を阻害することによって作用し，エルゴステロール産生を低下させる。この作用機序によりさまざまな薬物相互作用が引き起こされるのではないか，という懸念はもっともである。実際，薬物相互作用はこのクラスの薬剤において重要な問題である。大部分の薬物相互作用は投薬量の調整によりうまく対処できるが，必ずしもその限りではない。また，相互作用を起こす薬剤の用量調整を投与中に行った場合，その薬剤の治療が終われば，再度調整する必要があることを覚えておく。

　アゾール系抗真菌薬は抗真菌薬物治療の主力薬となっている。アゾール系抗真菌薬が開発されるにつれ，さまざまな抗真菌スペクトラムと毒性を有するアゾール系抗真菌薬が発表されてきた。これら個々の薬剤の違いは根本的なもので，臨床で使用する際に知ってお

くべき特に重要な特徴である。それぞれが大きく異なるため，本章
では通常に全身投与される真抗菌薬について個別に述べる。

フルコナゾール

1990年にフルコナゾールが導入されたことは，抗真菌薬物治療におけるブレークスルーであった。フルコナゾールは生物学的利用率（吸収率）が高く，経口薬と静注薬の両方で使用できるうえ，*Candida*属の多くの種に対して高い有効性を示す。フルコナゾールが登場する前は，重症カンジダ症に対してアムホテリシンBが用いられていたが，臨床医はその毒性と不便さに悩まされていた。フルコナゾールは重篤な副作用の発生率（頻度）が低く，静注から経口投与へ容易に切り変えることができる。*Candida*属の非*albicans*種の増加が，フルコナゾールの使用に影響を与えてはいるが，今なお重要かつ頻繁に使用される薬剤である。

作用機序

すべてのアゾール系抗真菌薬は真菌類のチトクローム P450 14α メチル基分解酵素を阻害し，ラノステロールが真菌類の細胞膜の構成要素であるエルゴステロールに転換するのを妨げる。

スペクトラム（活性がある微生物）

活性度が高い：*Candida albicans*, *Candida tropicalis*, *Candida parapsilosis*, *Candida lusitaniae*, *Cryptococcus neoformans*,

Coccidioides immitis

活性度が中等度：*Candida glabrata*（用量依存的な感受性，または耐性の場合がある）

活性度が低い：糸状菌，多くの二形性真菌，*Candida krusei*

副作用

通常，フルコナゾールの忍容性は良好だが，肝毒性または発疹を認めることがある。その他多くのアゾール系抗真菌薬に比べ，重篤な薬物相互作用を起こす可能性は低い。しかし，相互作用はチトクローム P450 を介して代謝する多くの薬剤において生じることがある。心拍数補正 QT 間隔（QT interval corrected for heart rate，QTc）延長も起こしうる。

投与上の注意

全身性真菌感染症の治療，特に *Candida glabrata* による感染症の治療において，フルコナゾールを増量する必要がある。本薬は尿中排泄のため，必ず，腎機能によって投与量を調節する。外陰腟カンジダ症に対しては，フルコナゾール 150 mg を 1 回投与のみでよい。

■重要事項

• すべての *Candida krusei* と一部の *Candida glabrata* に対するフルコナゾールの活性は非常に低い。後者の感染に対し使用する場合には，事前に感受性を調べておき，初期負荷投与後，フルコナ

ゾール 800 mg/day の投与を行う。検査室で真菌感受性検査を行っていない場合，エキノキャンディン系抗真菌薬のような代替薬を考慮する。

• フルコナゾールは集中治療室の患者や癌患者といった易感染性の患者群における *Candida* 感染症の予防薬として用いられることが多い。フルコナゾール投与中の患者で，血液培養から酵母が検出された場合には，代わりにエキノキャンディン系抗真菌薬を試してみる。

• フルコナゾールは生物学的利用率（吸収率）が高いため，患者が経口摂取できるのであれば，経口投与によって優れた治療薬となる。

何に効くか

フルコナゾールは，感受性があれば，侵襲性および非侵襲性カンジダ症とクリプトコッカス疾患を含む多くの真菌感染症で選択薬となる。また，コクシジオイデス症など一部の二形性真菌感染症に対しても使用される。

忘れないで！

Candida 属のすべての種にフルコナゾール感受性があるわけではない。フルコナゾールを使った最適治療を行う前に患者の分離株を確認すること。

イトラコナゾール

　イトラコナゾールは，フルコナゾールよりも広域なスペクトラムをもつアゾール系抗真菌薬である。薬物動態学的な問題で普及が妨げられなければ，現在の抗真菌薬物治療の大部分を占めていただろう。イトラコナゾールは *Aspergillus* 属と他の糸状菌種に対して活性があり，かつては，アスペルギルス症に対するステップダウン療法として使用された。しかし，ボリコナゾールが利用できるようになったことで使用頻度は低下した。

作用機序

　すべてのアゾール系抗真菌薬は真菌類のチトクローム P450 14α メチル基分解酵素を阻害し，ラノステロールが真菌類の細胞膜の構成要素であるエルゴステロールに転換するのを阻害する。

スペクトラム

活性度が高い：*Candida albicans, Candida tropicalis, Candida parapsilosis, Candida lusitaniae, Cryptococcus neoformans, Aspergillus* 属種，多くの二形性真菌

活性度が中等度：*Candida glabrata, Candida krusei*

活性度が低い：接合菌類，他の多くの糸状菌

副作用

　イトラコナゾールの副作用については，フルコナゾールよりも多くの懸念がある。イトラコナゾールは肝毒性に加え，陰性変力作用をもつため，心不全患者に対しては禁忌である。経口液は下痢を引き起こす。チトクローム P450 酵素をより強く阻害するため，薬物相互作用を示す薬剤は多い。QTc 延長も起こしうる。

■重要事項

- イトラコナゾールには，生物学的利用率(吸収率)と使用目的が異なる二つの剤形がある。カプセル剤は液剤よりも生物学的利用率(吸収率)が低く，全身性真菌感染症にはあまり用いられない。
- イトラコナゾールの経口薬には，食事の際の服用について，製剤によりそれぞれ注意点がある。カプセル剤は常に十分な食事とともに服用すべきであるが，液剤は空腹時に服用すべきである。プロトンポンプ阻害薬のような胃酸を低下させる薬剤により，吸収が低下することもある。イトラコナゾールをソーダ水で服用させてみるとよい。
- イトラコナゾール吸収は非常に不安定で予測ができないため，濃度を頻回にモニタリングする。深刻な真菌感染症を起こしている場合や長期間投与している場合には，患者のトラフ濃度の確認を考慮する。
- かつてイトラコナゾールには静注薬があったが，生産は打ち切られている。静注薬を使用するよう記載された古い文献は無視すること。

何に効くか

イトラコナゾールは，ヒストプラスマ症など一部の二形性真菌感染症の選択薬である。イトラコナゾールはかつて，アスペルギルス症や他の糸状菌感染症の治療と予防でより大きな役割を担っていたが，その大部分はボリコナゾールにとって代わられた。イトラコナゾール・カプセル剤は，爪真菌症の治療でも使用される。

忘れないで！

薬物相互作用に留意し，患者にはイトラコナゾール製剤の服用のしかたについて，必ず助言すること。

ボリコナゾール

　ボリコナゾールの導入により糸状菌感染症の治療は大幅に改善した。*Candida* 属種と多くの糸状菌に対して良好な活性があり，イトラコナゾールのような広域スペクトラムを有する抗真菌薬でもある。イトラコナゾールとは異なり，ボリコナゾールの吸収は良好で，高い生物学的利用率（吸収率）を有する経口薬と静注薬がある。最も重要なことは，ボリコナゾールが侵襲性アスペルギルス症においてアムホテリシン B デオキシコール酸塩より優れているとされ，侵襲性アスペルギルス症の選択薬になっている点である。

作用機序

　すべてのアゾール系抗真菌薬は真菌類のチトクローム P450 14α メチル基分解酵素を阻害し，ラノステロールが真菌類の細胞膜の構成要素であるエルゴステロールに転換するのを妨げる。

スペクトラム

活性度が高い：*Candida albicans*, *Candida lusitaniae*, *Candida parapsilosis*, *Candida tropicalis*, *Candida krusei*, *Cryptococcus neoformans*, *Aspergillus* 属種，他の多くの糸状菌

活性度が中等度：*Candida glabrata*（感受性が用量依存性的，も

214　PART 4

しくは耐性をもつ場合がある）, フルコナゾールに耐性のある
Candida albicans, *Fusarium* 属種
活性度が低い：接合菌類

副作用

アゾール系のクラス共通の肝毒性, 発疹, 薬物相互作用に加え
て, ボリコナゾールにはいくつかの注意すべき薬剤特異的副作用が
ある。

腎機能障害：静注ボリコナゾールが溶解されたシクロデキストリ
ン可溶化剤は, 蓄積して腎機能障害を引き起こすことが知られ
ている。シクロデキストリン可溶化剤は腎毒性と考えられてい
るが, アムホテリシンBより腎毒性が少ないのはほぼ確実で
ある。腎機能低下のある患者への静注ボリコナゾールの使用は,
リスクとベネフィットをてんびんにかけて患者ごとに考えられ
るべきである。

視覚障害：波線や光の点滅といった視覚障害は非常に一般的で,
用量依存的とされるが, 継続使用することで消失することが多
い。幻視が起こることもあるが, 頻度はさほど多くない。

投与上の注意

ボリコナゾールは, 患者によって薬物動態がかなり変化しやす
く, 非線形的に排泄されるため, 用量を正しく調整することが難し
い。ボリコナゾールのトラフ濃度をモニタリングしている施設もあ
るが, この検査はまだ広く利用できるわけではない。ボリコナゾー
ルを長期間使用する患者では, トラフ値を確認することを考慮する。

また，治療に反応していない患者や継続的に副作用を呈する患者においてもトラフ濃度を考慮する。

■重要事項

- ボリコナゾールは，*Candida albicans* における多くのフルコナゾール耐性株に対して活性をもつが，フルコナゾール感受性株よりは活性度が低い。その場合，エキノキャンディン系抗真菌薬がより優れた選択肢となるが，経口投与としてボリコナゾールを使用する必要がある場合には感受性検査の実施を考慮する。

- ボリコナゾールはチトクローム P450 システムの強力な阻害薬かつ基質薬である。ボリコナゾールと相互作用をきたす薬剤は，たくさんあり多様である。併用禁忌の薬剤〔例えば，リファンピン（rifampin）〕もあれば，カルシニューリン阻害薬〔例えば，シクロスポリン（cyclosporine）〕のように用量調整を必要とする薬剤もある。ボリコナゾールを必要とする患者の多くは，免疫抑制状態であるため，これは非常に重要である。

- ボリコナゾールの静注薬は，添加剤としてシクロデキストリンを含むため，腎機能障害患者では蓄積し腎毒性を示す可能性がある。クレアチニン・クリアランス 50 mL/min 未満の患者には禁忌である。一方，経口薬ではこの問題は起こらない。

- ボリコナゾールは肝排泄であるため，カンジダ尿の治療には有効でないだろう。

何に効くか

ボリコナゾールは侵襲性アスペルギルス症の選択薬であるが，他

の糸状菌感染症の治療でもよく使用される。ボリコナゾールはカンジダ症に対して使用されることもあるが，フルコナゾールやエキノキャンディン系抗真菌薬のほうがより頻繁に用いられている。発熱性好中球減少症の初期治療においてボリコナゾールを使用する臨床医もいる。

忘れないで！

　ボリコナゾールとの薬物相互作用に気をつけること。また，長期投与している場合には，薬物濃度の確認を考慮する。

ポサコナゾール

　ポサコナゾール^{訳注1)}は，最も新しい広域スペクトラムを有するア
ゾール系抗真菌薬である。これはイトラコナゾールの類似体である
が，多くの真菌類に対して大幅に高い活性をもつ。現在では，好中
球減少症患者における真菌感染の予防と，口腔咽頭カンジダ症の治
療にのみ適応がある。糸状菌の中でも多くの抗真菌薬（ボリコナゾー
ルを含む）が治療を困難とする接合菌類に対して良好な活性を示す
のは，アゾール系抗真菌薬では唯一，ポサコナゾールだけである。

作用機序

　すべてのアゾール系抗真菌薬は真菌類のチトクローム P450 14α
メチル基分解酵素を阻害し，ラノステロールが真菌類の細胞膜の構
成要素であるエルゴステロールに転換するのを妨げる。

スペクトラム

活性度が高い：*Candida albicans*，*Candida lusitaniae*，*Candida
parapsilosis*，*Candida tropicalis*，*Candida krusei*，*Aspergillus*
属種，接合菌類，他の多くの糸状菌，二形性真菌

訳注 1）米国での承認内容であり，日本では未承認薬である。

活性度が中等度：*Fusarium* 属種，*Candida glabrata*

ポサコナゾールはこれらの微生物に対して活性を有するが，臨床データが不足している。

副作用

ポサコナゾールは肝毒性，嘔気，発疹をきたすことがあるが，忍容性は良好なようである。他のアゾール系抗真菌薬と同様，チトクローム P450 を介した薬物相互作用を引き起こす可能性がある。ポサコナゾールを使用した臨床経験が増えれば，この副作用の及ぶ範囲についてもっと多く知ることができるだろう。

投与上の注意

ポサコナゾールは経口懸濁液としてのみ使われる^{訳注2)}。その吸収をよくするために，常に食物と一緒に投与すべきである。脂肪濃度の高い食品，脂肪を含んだ栄養剤，ソーダ水のような pH の低い飲料は，吸収を増加させる。

■重要事項

- ポサコナゾールの主な使用法は，高リスク患者における真菌感染症の予防である。ボリコナゾールと同様，これらの患者の多くは

訳注2) 2013 年 11 月より，生物学的利用率(吸収率)が大幅に改善されたポサコナゾール錠剤が市場に出ている。初日の負荷用量後は 1 日 1 回投与であり，脂肪食とともに摂取する必要がないという利点がある。また，2014 年 3 月より静注薬も市場に出ている。

ポサコナゾールと相互作用がある免疫抑制薬を使用しているため，それらの薬剤濃度に目を光らせること。

- 接合菌類感染症に対するポサコナゾール使用の臨床データは増えつつあり，ポサコナゾールはこれら感染の選択薬として浮上している。臨床医の中には，ポサコナゾールの予測できない薬物動態を回避するために，アムホテリシンB製剤から治療を開始し，患者が改善すれば移行するという向きもある。

- ポサコナゾールには吸収における問題がある。高脂肪食と酸性飲料はポサコナゾールの吸収を大幅に促進するため，患者によっては，適切な吸収のために高脂肪食の摂取が必要な場合もある。また，プロトンポンプ阻害薬は吸収を低下させるため，たとえソーダ水と投与しても，吸収を担保することはできない。まだ多くの検査室では，ポサコナゾール薬物濃度を日常的に調べることができないが，徐々に検査できるようになりつつある。薬物濃度測定は今後，薬剤が効果を発揮できるよう，患者が十分に吸収できているかを確かめる一般的な方法になるかもしれない。

何に効くか

ポサコナゾールは，易感染性の宿主に対する真菌感染症の予防として最も一般的に使われるが，接合菌症，口腔咽頭カンジダ症，他の抗菌薬では治療不応性の真菌感染症で使用されることもある。

忘れないで！

十分な吸収のために，患者には食事とともにポサコナゾールを服用させる。ただし，好中球減少症の粘膜炎患者においては必ずしも

220   PART 4

可能ではない。

エキノキャンディン系抗真菌薬

30

抗菌薬：カスポファンギン（caspofungin），ミカファンギン（micafungin），アニデュラファンギン（anidula-fungin）

　エキノキャンディン系抗真菌薬は，診療で使用されている抗真菌薬のうち最新のクラスで，真菌感染症の治療法に変化をもたらせてきた。エキノキャンディン系抗真菌薬は真菌の細胞壁の成分であるβ-1, 3-D-グルカンの合成を阻害することで作用する。この作用機序はほかの抗真菌薬と異なっており，新たな真菌類を標的にすることが可能になった。現在使用できる三つのエキノキャンディン系抗真菌薬は，スペクトラムが類似しており，実質的には見分けがつかない。それらは，忍容性が非常に良好で，*Candida* 属に対して優れた活性をもつが，すべて同じ薬物動態学上の問題点がある。つまり，経口薬がないという問題である。エキノキャンディン系抗真菌薬はアゾール系抗真菌薬よりも薬物相互作用がかなり少なく，ポリエン系抗真菌薬より安全で，フルコナゾール耐性酵母に対して強い活性がある。

作用機序

　エキノキャンディン系抗真菌薬は，β-1, 3-D-グルカン合成酵

素を阻害する。この酵素は，多くの真菌類の細胞壁で不可欠な構成要素β-1，3-D-グルカンの産生に関与する。この種類のグルカンに依存している真菌に対してのみ活性がある。

スペクトラム（活性がある微生物）

活性度が高い：*Candida albicans*，*Candida glabrata*，*Candida lusitaniae*，*Candida parapsilosis*，*Candida tropicalis*，*Candida krusei*，*Aspergillus* 属種

活性度が中等度：*Candida parapsilosis*，一部の二形性真菌，接合菌類（アムホテリシンＢと併用）

活性度が低い：ほとんどの非 *Aspergillus* 属糸状菌，*Cryptococcus neoformans*

副作用

エキノキャンディン系抗真菌薬は優れた安全性を有する。軽度のヒスタミン関連輸液関連反応を引き起こすことがあるが頻度は少なく，点滴速度を落とすことで改善される。これら抗菌薬のいずれにおいても肝毒性を引き起こす可能性はあるが，頻度は少ない。

■重要事項

• エキノキャンディン系抗真菌薬間の違いは少なく，多くは薬物動態学的なものである。カスポファンギンとミカファンギンは非チトクローム P450 代謝により肝排泄されるのに対して，アニデュラファンギンは血漿で分解されるため肝代謝を経ない。ただし，

肝毒性を完全に認めないというわけではない。

- エキノキャンディン系抗真菌薬は *Candida* 属に対して優れた殺真菌活性を有するが，*Aspergillus* 属種に対しては，典型的な殺菌性・静菌性とは異なった活性を示す。エキノキャンディン系抗真菌薬は，活発に成長する糸状菌に作用し，異常で機能性を失った菌糸を生じさせる。

- すべてのエキノキャンディン系抗真菌薬は，臨床的に重要な種に対する活性は高いが，*Candida parapsilosis* に対する活性は低い。ただ，この種に対してエキノキャンディン系抗真菌薬の治療が臨床的に失敗するかどうかは定かではない。というのも，これまでのところ治療に成功しているからだ。患者がこの種に感染している場合は，必ずあらゆる静注カテーテルを取り換えたうえで，代わりとしてフルコナゾール（fluconazole）による治療を考慮すること。

- エキノキャンディン系抗真菌薬の薬物相互作用は軽微だが，一部，特にカスポファンギンとミカファンギンには注意が必要である。免疫抑制薬のシクロスポリン（cyclosporine）とカスポファンギン，シロリムス（sirolimus）とミカファンギンの併用に注意すること。

何に効くか

エキノキャンディン系抗真菌薬は，特に臨床的に不安定な患者において，侵襲性カンジダ症の第一選択薬である。エキノキャンディン系抗真菌薬は侵襲性アスペルギルス症の治療にも有用であるが，ボリコナゾール（voriconazole）やポリエン系抗真菌薬がもつほどの強力なデータはない。エキノキャンディン系抗真菌薬はすべてカン

ジダ食道炎に使用でき，なかには好中球減少症の患者に対する真菌感染症の予防または初期治療で使用されるものもある。最近のエビデンス[訳注1]では，アムホテリシンB製剤とカスポファンギンを併用することで，接合菌類感染症における治療成績の向上が示された[訳注2]。

忘れないで！

侵襲性カンジダ症に対し，エキノキャンディン系抗真菌薬は非常によい薬剤であるが，安価ではない。エキノキャンディン系抗真菌薬による初期治療を開始した後に，患者からフルコナゾール感受性の *Candida* 属株が分離され，フルコナゾールの使用が禁忌でない場合にはフルコナゾールに移行する[訳注3]。

訳注1）後向き研究。
訳注2）併用の有効性における *in vitro* のデータはアニデュラファンギンにもある。
訳注3）患者の重症度や好中球減少の程度といった免疫状態によっては，その限りではない。

PART
5

抗ウイルス薬

抗ウイルス薬

31

■抗ウイルス薬の概要

ウイルス(virus)という用語は，俗文化において大変面白い意味をもっており，人から人へと急速に広まった(または広まる可能性のある)物を表すのによく用いられている。例えば，コンピュータウイルスや，「バイラル」ビデオ("viral" video：インターネットやe-メールシェアリングを通じ急速に人気が出る動画[訳注1])といったような用語の一部に使われている。このように用語が使われることで，インフルエンザウイルスやライノウイルスのようなかぜの原因となる多くの呼吸器ウイルスがもつ高い伝播性を，一般大衆がよく理解していることがわかる。しかしながら，あまり知られていないウイルスのほとんどが，特に慢性疾患を引き起こすウイルスについては，一般大衆に正確に理解されていない可能性がある。

ウイルスの世界は，原核生物や真核生物の世界と大きく異なる。ウイルスは複製に宿主の細胞を必要とし，細胞なしでは生きることができない。ウイルスの大きさは多種多様であるが，真核生物よりかなり小さく，ほとんどの原核生物よりもずっと小さい(**図 1-2**参照)。ウイルスは原核生物や真核生物と比べて単純な微生物であるが，地球上のどの生命体よりも数が多い。これまで科学者たち

訳注1)一般的に，You Tube などの動画共有サイトで話題になる動画を指す。

は，ウイルスが生命体であるかどうかについて長年議論してきたが，まだ明確な意見の一致は得られていない。しかし，19世紀後半に Louis Pasteur がウイルスに関する記述を発表して以来，ウイルスが生きた細胞の生活系とどのように相互作用し，適応しているかという点に関する理解が非常に深まっていった。

ウイルスの構造についての詳しい解説は本書の範囲を超えるが，ウイルスの基本を知ることは，抗ウイルス薬の効果を理解することに役立つ。ほぼすべてのウイルスに共通するいくつかの特徴はあるが，それぞれが多様性に富んでいる。ウイルスの多くは，最外層がウイルスエンベロープで覆われている。このエンベロープは，宿主の細胞膜，小胞体，または核エンベロープから構成されており，同じ構造のカプソメアが組み合わさってできたカプシドと呼ばれる殻を覆っている。このカプシドは，ウイルスの核酸を保護している。ウイルスの核酸は DNA または RNA のどちらかであり，細胞のように両方をもつことはない。さらに，ウイルスの DNA や RNA は一本鎖か二本鎖のどちらかの構造をとる。また，多くのウイルスは複製や細胞侵入を引き起こす反応を触媒する酵素をもっている。ウイルスは複製に必要な自身の構造成分を合成することができないため，すべての合成機能を宿主細胞の過程に依存している。ウイルス個々の完全な粒子はビリオンと呼ばれている。

ウイルスの生活環における特異的なステップは，ウイルスごとに異なるものの，同じ基本経路をたどる。直接吸引，体液交換，蚊などの媒介動物を介してなど，ウイルスはさまざまな方法で宿主から別の宿主へと広がっていく。ウイルスは，標的細胞に到達すると次に細胞膜を通過する必要がある。この過程は，細胞とウイルスの表面にある特定の受容体により促進される。細胞膜を通過したウイルスは脱殻し，内部から遺伝情報を宿主細胞へ向けて放出する。宿主

細胞は，遺伝物質を読み込んでウイルスの蛋白質へと翻訳し始める。この過程がどのくらい正確に進行するかは，ウイルスの中に存在する遺伝物質の形態によって決まる。例えば，あるウイルスではRNAが遺伝物質をエンコードしている。一部のRNAウイルスは，宿主細胞のリボソームを利用して自身のRNAを蛋白質へ翻訳する。レトロウイルスとして知られるウイルスの一群では，RNAの遺伝物質は，宿主ゲノムに統合される前に（逆転写酵素として知られる酵素を介して）まずDNAへと翻訳される。これらレトロウイルスや，ゲノムがDNAとしてすでにエンコードされているウイルスでは，DNAからメッセンジャーRNAへの転写が起こり，蛋白質に翻訳される。一度パズルのピースが出来あがると，ウイルスの酵素によって完全なビリオンに組み立てられ，最後に細胞から放出される。現在利用可能な抗ウイルス薬は，このようなサイクルの中でのさまざまなステップを標的としている。ある薬剤は特定のウイルス（例えばインフルエンザ）に対する特異的な受容体を標的とし，ある薬剤は複数のウイルスを攻撃するために，一般的に多くのウイルスに存在する共通のステップを標的としている。

　ウイルス感染症に対する薬物治療は，細菌性感染症に対するものとは異なっている。患者に特異的な感受性の結果を使用できることはほとんどなく[訳注2]，医師はウイルス感染の一般的な感受性パターンに基づいて治療法を選択することになる（HIVは特別な例外である）。ウイルスは培養可能であるものの，多くのウイルス性疾患がウイルス抗原や核酸の遺伝子検査によって診断される。感染が改善しているかどうかを判断するために，これらの検査を定量的に追っ

訳注2)細菌性感染症においては個々の患者由来の原因菌株に対する薬剤感受性検査が実施できるので，その結果をもとに適切な抗菌薬を選択できる。一方，ウイルス感染症ではそれができないことを指している。

ていくこともあるが，通常その代わりに症状の経過観察が行われ
る。一般的なウイルス感染症のほとんどは，有効な薬物治療法がな
い。つまりこれは，いまだに「かぜに対する治療法がない」ことを，
高尚な表現に言い換えているにすぎない。

32

抗単純ヘルペスウイルス薬と
抗水痘帯状疱疹ウイルス薬

抗菌薬：アシクロビル(acyclovir)，バラシクロビル(valacyclovir)，ファムシクロビル(famciclovir)

これらの抗菌薬は，他のウイルスに対しても活性をもつが，主に単純ヘルペスウイルス(herpes simplex virus，HSV)，および水痘帯状疱疹ウイルス(varicella-zoster virus，VZV)による感染の治療に使用される。アシクロビルは消化管からの吸収が不良であるため，経口投与では1日あたり最大5回服用しなければならない。一方，バラシクロビルとファムシクロビルは消化管吸収が良好なプロドラッグであり，投与回数も少なくて済む。静注が可能なのはアシクロビルのみであり，脳炎のような深刻なHSV感染症に対して選択される。

作用機序

これらの薬剤は，ヌクレオシド類似体(ヌクレオシドアナログ)に分類される。ヌクレオシド類似体はリン酸化された後，細胞のヌクレオチドのように，伸長しているウイルスDNA鎖に組み込まれていく。しかし，ヌクレオシド類似体には次のヌクレオチドを追加させる官能基が欠けているため，ウイルスの複製は停止する。

232　PART 5

スペクトラム（活性がある微生物）

活性度が高い：HSV-1 と HSV-2

活性度が中等度：VZV

活性度が低い：エプスタイン–バーウイルス（Epstein-Barr virus, EBV），サイトメガロウイルス（cytomegalovirus, CMV），HIV

副作用

　これらの薬剤には副作用がほとんどなく，どれも忍容性に優れている。最も問題となる副作用は，結晶化または急性間質性腎炎（acute interstitial nephritis, AIN）から生じる腎毒性である（主に高用量のアシクロビル静注投与に関連する）。結晶化は，腎機能障害のある患者においても水分補給と正しい投与により予防できる。発作や振戦，他の中枢神経系作用も起こりうる。より一般的に起こるのは，嘔気，下痢，発疹である。HIV 感染患者におけるバラシクロビル投与において，血栓性血小板減少性紫斑病が報告されている。

■重要事項

- バラシクロビルはアシクロビルのプロドラッグであり，生物学的利用率（吸収率）が大きく改善され，投与回数が少ない。短所は高価なことである。ファムシクロビルは，局所用製剤としてだけで使われるペンシクロビル（penciclovir）のプロドラッグである。

- アシクロビルの投与方法は，適応疾患と宿主の状態によって大きく異なる。それぞれの投与方法が自分の患者に対して適切であるか，念のため再確認すること。

- アシクロビルは，利尿薬または他の腎毒性物質と併用することにより，最も腎毒性が高まる。アシクロビル投与中，特に高用量のアシクロビルを静注する場合は，患者に十分な水分補給を行うこと。

何に効くか

アシクロビルは，脳炎やHIV感染患者における重症なHSVの突発など，重篤もしくは治療困難なHSV感染症に対する選択薬となる。前述してきた抗菌薬のいずれも，HSV-2感染症（陰部ヘルペス）の治療，突発疾患の予防，もしくは有症状期間短縮のために使用できる。VZV感染症の治療においても，これらの抗菌薬はすべて有効である。

忘れないで！

バラシクロビルまたはファムシクロビルを処方する前に，患者にこれらの薬剤を買う経済的余裕があることを確認する。経口アシクロビルはあまり便利ではないが，ずっと安価である[訳注1]。

訳注1) 米国での薬価は日本国内のものとは異なり，高額である。

抗サイトメガロウイルス薬

33

抗菌薬：ガンシクロビル（ganciclovir），バルガンシクロビル（valganciclovir），ホスカルネット（foscarnet），シドホビル（cidofovir）

　ごくありふれたウイルスであるサイトメガロウイルス（cytomegalovirus, CMV）が起こす感染は，免疫正常者では通常無症候性だが，免疫不全患者には深刻なものとなる。米国人の約60%が，成人期までにCMV血清抗体陽性となり，感染は生涯にわたる。既感染患者が免疫不全状態になると感染が再活性化することがあり，薬物治療が必要となる。抗サイトメガロウイルス薬は，ウイルスの複製を阻害することによって作用する。これらの抗菌薬にはすべて，十分認識し，モニタリングが必要となるような大きな副作用がある。

作用機序

　ガンシクロビルはリン酸化後，DNAポリメラーゼによってウイルスDNAに組み込まれ，ウイルスの複製を停止させるヌクレオシド類似体である。バルガンシクロビルは，ガンシクロビルのプロドラッグである。シドホビルは，ガンシクロビルに類似した機序をもつヌクレオチド類似体である。

　ホスカルネットはピロリン酸類似体であり，さまざまなウイルス

236   PART 5

の DNA ポリメラーゼおよび RNA ポリメラーゼの非競合的阻害薬として作用する。

スペクトラム（活性がある微生物）

活性度が高い：CMV，単純ヘルペスウイルス（herpes simplex virus, HSV)-1, HSV-2, 水痘帯状疱疹ウイルス（varicella-zoster virus, VZV)，エプスタイン-バーウイルス（Epstein-Barr virus, EBV）

活性度が低い：HIV

副作用

ガンシクロビルとバルガンシクロビルは同じ活性を有する薬剤であり，同じ有害反応を示す。比較的よくみられる副作用は，用量依存性の骨髄抑制であり，特に高用量で使用した場合や，腎機能障害がある患者に対して用量調節をせずに使用した場合に発生する。ホスカルネットは腎毒性および神経毒性を有し，他の治療に失敗した患者用の薬剤として温存されている。嘔気，嘔吐，下痢は，今述べた薬剤のいずれにおいても起こりうる。ホスカルネットは陰茎潰瘍も引き起こすことがある。シドホビルは腎毒性を示し，あまり使用されない薬剤である。

■重要事項

• 経口ガンシクロビルは，より良好な生物学的利用率（吸収率）を示すバルガンシクロビルに代替された。

CHAPTER 33   237

- ガンシクロビルは，患者の体重と腎機能に基づいて慎重に投与量を設定しなければならない。治療中は，患者の腎機能の変化を厳重にモニタリングすること。

- バルガンシクロビルの添付文書には，体重ではなく腎機能障害の程度によって投与量を調節するよう記載されている。バルガンシクロビルには，900 mg と 450 mg の二つの用量の規格がある。900 mg を 1 日 2 回経口投与する方法は，静注ガンシクロビル 1 回 5 mg/kg を 12 時間ごとに投与するのと同等に考えられているが，バルガンシクロビルの生物学的利用率（吸収率）は約 60％であるため，低体重の患者では予想より過剰投与になる可能性がある。体重 50 kg の患者の例で考えてみる。

    ガンシクロビル用量＝50 kg×5 mg/kg＝250 mg ガンシクロビル
    バルガンシクロビル用量＝900 mg×0.60〔生物学的利用率（吸収率）〕＝ガンシクロビル有効量 540 mg

この患者に，バルガンシクロビル 900 mg を 1 日 2 回投与した場合，ガンシクロビル有効量の 2 倍以上[訳注1)]が投与されることになる。したがって，体重が軽い患者で，特に毒性のリスクが高い場合には，減量を考慮する価値がある。

- ホスカルネットは強い腎毒性を示す。この副作用は，生理食塩水で水分補給を行うことによりいくらか軽減できる。シドホビルも腎毒性を有する。

- 患者からの CMV 分離株が，ガンシクロビルとホスカルネットの両方に耐性を示したとしても，この 2 剤の併用に対しては感受性を示すことがある。

訳注1)実際に必要とされる量に対して。

何に効くか

　ガンシクロビルとバルガンシクロビルは，CMV 感染症の治療と
予防における第一選択薬である。バルガンシクロビルは，移植後の
CMV 感染を予防するために頻繁に使用される。ホスカルネットは，
CMV に対する第二選択薬であり，また，重篤もしくは薬剤耐性の
HSV 感染症にも使用できる。シドホビルも CMV の第二選択薬で
ある。

忘れないこと！

　バルガンシクロビルは経口薬であるが，生物学的利用率(吸収率)
が高く，ガンシクロビルと同様の副作用を有する。バルガンシクロ
ビルを使用する際は，ガンシクロビル使用時と同じくらい厳重に，
毒性をモニタリングする必要がある。

ノイラミニダーゼ阻害薬

34

抗菌薬：オセルタミビル(oseltamivir)，ザナミビル (zanamivir)

　ノイラミニダーゼ阻害薬は，インフルエンザ A 型株と B 型株に対して活性を示す抗インフルエンザウイルス薬であり，アマンタジン(amandatine)とリマンタジン(rimantidine)（いずれもインフルエンザ A 型株に対してのみ活性がある古い薬剤）とは異なる薬剤である。ノイラミニダーゼ阻害薬は，ウイルスのノイラミニダーゼ酵素を阻害し，宿主細胞から新しいビリオンが放出するのを防ぐことによって，さらなるウイルス複製を阻害する。二つの薬剤は投与形態が異なり，オセルタミビルは経口プロドラッグで，ザナミビルは吸入薬である。インフルエンザの治療や，ワクチン接種ができない患者のインフルエンザ予防のために使用できる。

作用機序

　これらの薬剤は，ウイルスのノイラミニダーゼの競合的阻害薬である。ノイラミニダーゼは，感染細胞から新しいビリオンを放出するなどの，インフルエンザウイルスがもついくつかの機能をつかさどっている。

スペクトラム（活性がある微生物）

活性度が高い：インフルエンザ A 型と B 型
活性度が低い：他のウイルス

副作用

オセルタミビルとザナミビルは忍容性の良好な薬剤である。オセルタミビルは，嘔気，嘔吐，腹痛を引き起こすことがあるが，これらは一過性であることが多い。オセルタミビルが長期間投与される場合（特に予防投与で使用される場合）には，頭痛や倦怠感も発生することがある。ザナミビルの副作用は，ほとんどが咳嗽や気管支痙攣などの肺の問題である。喘息または他の過敏性肺疾患の患者には，ザナミビルの使用を避ける。

■重要事項

- ウイルスの複製は早期（感染後 48〜72 時間）にピークに達するため，ノイラミニダーゼ阻害薬は感染初期から投与を開始したときに最も効果を発揮する。これら薬剤の添付文書には，症状発現から 2 日以内の患者に対し，5 日間投与を行うべきと記されているが，臨床医はこれらのガイドラインに必ずしも従っているわけではない。入院を必要とする重症例や，易感染性患者において，治療期間の延長は価値のあることかもしれない。

- ノイラミニダーゼ阻害薬に対する耐性化は起こりうる。ノイラミニダーゼ阻害薬が役立つかどうかは，流行期に大多数を占めるインフルエンザ株の耐性の程度に影響される。現在のところ，ザナ

ミビルはオセルタミビル耐性株の大部分に対して活性を有している。しかし，これらの耐性パターンは変化する可能性がある。
- 両薬ともに，地域で流行している優位株に感受性を有している場合，インフルエンザ感染を抑えることに対し高い効果を示すが，予防接種戦略の代わりにはならない。副作用は治療目的の短期間投与よりも，予防目的の長期投与においてよくみられる。

何に効くか

流行株が感受性を有する場合，オセルタミビルとザナミビルの両薬ともインフルエンザ感染の治療および予防において効果がある。投与経路によって，どちらかの薬剤を選択する。

忘れないで！

患者の病態がピークを越えていた場合や改善傾向にある場合には，これらの抗インフルエンザ薬は開始する時期ではない。しかし，こうした患者に対して，次の流行期におけるインフルエンザワクチンの有用性を助言するのによい機会となるだろう。

抗レトロウイルス薬

35

■抗レトロウイルス薬の概要

　数十年にわたる抗菌薬開発スピードの失速にもかかわらず，HIV を標的とする抗レトロウイルス薬の開発は，かなり発展のみられた分野である。流行が始まった 1980 年代半ばには，使用できる有効な薬剤はたった一つ〔ジドブジン（zidovudine）〕だけであったが，現在では，数十種類の薬剤が入手でき，抗菌薬の併用療法が可能となったうえ，新薬も開発中である。現在利用可能な抗レトロウイルス薬のクラスは第二世代，あるいは第三世代であり，それより古いものは基本的に使用されていない。抗菌薬の開発と，その適切な使用によって，HIV 感染症は余命わずかな「死刑宣告」から慢性疾患の領域へと移行している。しかしながら，抗レトロウイルス薬には複雑な多剤併用レジメを何年も使用するという難問が，すなわち，服用遵守（コンプライアンス，アドヒアランス），薬剤耐性，毒性，相互作用といった問題が，他のいかなる抗菌薬よりも多く伴う。これらの問題すべてを取り扱うことは本書の範囲を超えている。代わりに，それぞれの薬剤クラスのキーポイントと，個々の抗菌薬に関する独自の性質（特に毒性に関連するもの）に焦点を当てたいと思う。薬剤と治療レジメに関する最新情報は http://aidsinfo.nih.gov から入手できる。

　重要事項：抗菌薬に関しては一般的に使用されている略語を，読

者が実地において理解できるよう，本書でも用いる。しかし，処方
箋にこれらの略語を使用することは不適切であり，また，患者記録
にこれらの略語を使用することは推奨されない。

ヌクレオシド・ヌクレオチド系 逆転写酵素阻害薬(NRTI)

抗菌薬：テノホビル(tenofovir)(TDF)，エムトリシタビン(emtricitabine)(FTC)，ラミブジン(lamivudine)(3TC)，ジドブジン(zidovudine)(ZDV，AZT)，アバカビル(abacavir)(ABC)，スタブジン(stavudine)(別名サニルブジン)(d4T)，ジダノシン(didanosine)(ddI)
合剤：エムトリシタビン／テノホビル(emtricitabine/tenofovir)，アバカビル／ラミブジン(abacavir/lamivudine)〔エプジコム(epzicom)®〕，ラミブジン／ジドブジン(lamivudine/zidovudine)〔コンビビル(combivir)®〕，アバカビル／ラミブジン／ジドブジン(abacavir/lamivudine/zidovudine)(trizivir®)

　核酸系逆転写酵素阻害薬(nucleoside reverse transcriptase inhibitor, NRTI)は抗レトロウイルス薬の中で最も古いクラスである(テノホビルは専門的にはヌクレオチドであるが，ここに分類される)。これら薬剤の2剤併用は，通常，大部分の抗HIVレジメの「背骨」をなす。

作用機序

　NRTIは，ウイルスDNAの伸長している鎖にあるヌクレオチド

に取って代わり，ウイルスにコード化された蛋白質逆転写酵素の活動を阻害し，ウイルス DNA の伸長を早期に停止させる。

スペクトラム（活性がある微生物）

HIV 治療に使用されるのに加えて，いくつかの NRTI（テノホビル，エムトリシタビン，ラミブジン）には，B 型肝炎ウイルス（hepatitis B virus，HBV）に対しても臨床的に有効な活性がある。

副作用

四肢障害：ジダノシンまたはスタブジン（特に併用時）を服用している患者の一部では，副作用として遅延性かつ緩徐進行性の末梢神経障害が認められる。

消化器障害：NRTI は，多くの抗レトロウイルス薬に比べ消化器毒性（嘔気，嘔吐，下痢）は少ない傾向にあるが，ジドブジンとジダノシンでは発現が認められることもある。

血液障害：ジドブジンでは骨髄抑制（貧血，好中球減少症）が頻繁に認められるが，他の NRTI では稀である。

薬物過敏症：少数の患者において，アバカビルは，投与開始から数日〜数週間で発熱，発疹，インフルエンザ様症状といった薬物過敏症を認める。この過敏症反応の既往のある患者に対するアバカビルの継続または再投与は，致死的になる場合がある。アバカビル治療開始前に HLA B* 5701 対立遺伝子検査を行うことにより，過敏反応の高リスク患者を同定できる。HLA B* 5701 陽性患者にはアバカビルを投与してはならない。

代謝障害：NRTI クラス全体にみられる副作用は，乳酸アシドー

シス，脂肪肝，膵炎で，ミトコンドリアに起因すると考えられる複雑な毒性の一部である。これらの症状の発見が遅れた場合には死亡率が高まる。問題なのは，発症から症状の出現が遅れることが多く（数カ月間），初期には非特異的な症状であるかもしれない点にある。この毒性を認める可能性の高い抗菌薬は，スタブジン，ジダノシン，ジドブジンである。ジダノシンとジドブジンは高脂質血症，インスリン抵抗性，脂肪組織萎縮症（リポジストロフィ）（主に顔面と臀部で起こり，脂肪の減少により外見が変化する）の一因となるかもしれない。

腎機能障害：腎毒性（血清クレアチニン増加，腎臓での電解質異常，蛋白質の減少によって現れる）は，多く報告されているテノホビルの副作用であり，腎機能の定期的なモニタリングを必要とする。

■重要事項

- 腎機能障害のある患者では NRTI のほとんどは投薬量の調整を必要とする。用量調節をより柔軟に行うために，用量が決められた合剤の使用を避けるほうがよい場合がある。

- NRTI は，他の抗レトロウイルス薬より薬物相互作用が少ない。テノホビルは，ジダノシンと併用してはいけない。テノホビルをアタザナビル（atazanavir）と一緒に投与する場合，アタザナビルの投薬量調整を必要となることがある。

- ジダノシン，スタブジン，ジドブジンは最も毒性の高い傾向があり，現在は耐性を認める症例に対する第二選択薬として主に使用されている。

- NRTI 間の交差耐性はさまざまなパターンで起こる。抗ウイルス

薬の感受性は専門家による解釈が必要である。場合によっては，耐性ウイルスであっても NRTI の治療は，メリットがある。

何に効くか

NRTI は HIV に対する抗レトロウイルス併用レジメの構成要素として使用される。治療未経験患者では，通常，NRTI 2 剤と別のクラスの薬剤を併用する。治療経験のある患者では，3 剤以上の NRTI がサルベージ療法の一部となるかもしれない。前述のように，特定の NRTI は HBV 感染の治療にも使用される。HIV/HBV 重複感染患者の管理におけるこれらの薬剤の使用は，ウイルス間で活性が重なるため，計算が必要である。なぜなら，これらのウイルスの片方に対し，NRTI が最適な活性以下で暴露すると，耐性の出現が懸念されるためである。

忘れないで！

患者の抗 HIV 投与レジメに，NRTI が 2 剤（合剤もカウントして）含まれていない場合，何かがおかしい。患者は（願わくば HIV の専門家の管理下で）通常とは異なるサルベージ療法中であるのかもしれないが，何かが抜けていないかを確認しておくのが最善である。

非核酸系逆転写酵素阻害薬 (NNRTI)

抗菌薬：エファビレンツ (efavirenz) (EFV)，エトラビリン (etravirine) (ETR)，リルピビリン (rilpivirine) (RPV)，ネビラピン (nevirapine) (NVP)，デラビルジン (delavirdine) (DLV)

合剤：エファビレンツ／テノホビル／エムトリシタビン (efavirenz/tenofovir/emtricitabine)，リルピビリン／テノホビル／エムトリシタビン (rilpivirine/tenofovir/emtricitabine)

　非核酸系逆転写酵素阻害薬 (non-nucleoside reverse transcriptase inhibitor, NNRTI) は NRTI と同じ酵素を抑制するが，NRTI とは別の機序で作用し，非常に異なる薬理学的特性がある。追加の "N" は大きな違いを示す。この二つの薬剤クラスを整理することはとても重要である。

作用機序

　NNRTI は，逆転写酵素の活動を阻害するのではなく，通常のヌクレオシドの「ふりをする」ことで，酵素の異なる部分と結合する。この NNRTI の結合は，ウイルスの DNA 鎖を形成する能力に干渉する酵素へと形態を変化させる。

スペクトラム

現在臨床使用されているのは HIV のみ。

副作用

中枢神経障害：エファビレンツは，広範囲にわたる中枢神経系への影響をもたらすことがある。一般的な影響は，浮動性めまい，嗜眠状態（時に不眠症），異常な（特に鮮明な）夢である。一般的ではないが，うつ病，精神病，希死念慮がみられることもある。これらは通常，非常に早く（最初の数回投与で）出現し，たいていは治療後数週間で鎮静する。空腹時，就寝時または就寝2～3時間前に薬剤を服用することで，これらの影響を最小限にすることができる場合がある。精神病，あるいはうつ病の既往歴がある患者では，エファビレンツは相対的禁忌である。

皮膚障害：すべての NNRTI で発疹は起こりうるが，ネビラピンは他の NNRTI より発現率が高い。軽度なものの一部は抗ヒスタミン薬で治療できるが，粘膜病変（スティーヴンス-ジョンソン症候群または類似の出現を示唆する）は，緊急に対処しなければならず，再投与は絶対禁忌である。

肝臓障害：すべての NNRTI は，無症候性のトランスアミナーゼ上昇から，肝炎，劇症肝不全まで，多様な肝毒性を引き起こすことがある。ネビラピン誘発性の肝毒性は，薬物過敏症（後述参照）を背景に起こるかもしれない。肝炎の症状や肝酵素の変化をモニタリングすることは，すべての NNRTI において重要である。

薬物過敏症：ネビラピンは，発疹の有無にかかわらず，インフル

エンザ様症状，発熱，黄疸，腹痛を特徴とする過敏性反応を引き起こすことがある。ネビラピンの薬物過敏症のうち，劇症肝不全と重篤な発疹（例えば，中毒性表皮壊死症）は，最も恐れられる徴候である。興味深いことに，この症候群は，ネビラピンを開始するときの免疫状態が良好な（CD4陽性細胞数の多い）患者で，より頻繁にみられる。ネビラピンの薬物過敏症症候群リスクは，「逆テーパー」（漸増）で投与を開始することによって減少するかもしれない。つまり，逆テーパー（漸増）とは，リスクが高ければ低用量で開始し，2週間をかけて最大投与量に増量する方法である。

代謝障害：NNRTIは，脂肪組織萎縮症（リポジストロフィ）を，つまり腹部，胸部，頚部（「野牛肩」のような）に脂肪の緩徐な蓄積を認めることがある。エファビレンツとネビラピンは高脂質血症との関連がある。エファビレンツと比較して，リルピビリンは高脂質血症への影響が少なかった。

妊娠中の異常／乳汁分泌異常：エファビレンツは米国食品医薬品局（Food and Drug Administration，FDA）リスク分類のカテゴリーDの薬剤であり，妊婦または妊娠を考える女性や有効な避妊を行っていない女性らに使用すべきでない。その他のNNRTIは，リルピビリンがカテゴリーBである以外，カテゴリーCとされている。

■重要事項

• NNRTIの限界は，耐性に対する「遺伝子障壁」が低いことである。つまり，たった一つの点突然変異が，すべてのクラスの薬剤に対する耐性につながるということである。したがって，NNRTI

ベースの投与レジメでは，耐性発現を防ぐために，より厳格な服用遵守を必要とするであろう。次世代薬のエトラビリンとリルピビリンは，一部のNNRTI突然変異ウイルスに対して活性があり，エファビレンツやネビラピンいずれかの治療が失敗した患者に対して，効果がある場合がある。

• NNRTIには，NRTIよりも多くの薬物相互作用がある（Nが一つ追加されたことで大きな違いがあることを覚えておくこと！）。通常，ネビラピンは薬物代謝の誘導薬，デラビルジンは阻害薬であり，エファビレンツとエトラビリンは，誘導および阻害の双方を示す。リルピビリンにおいては，現時点で薬物代謝に関して著しい影響を与えないとされている。NNRTIの濃度は，薬物代謝酵素の阻害薬，または誘導薬の影響を受ける場合がある。したがって，患者の治療レジメにおいて，他のすべての抗菌薬に対する慎重な薬物相互作用の確認が必要である。

何に効くか

NRTIのテノホビルとエムトリシタビン，エファビレンツの併用レジメは，HIVの治療未経験患者にとって好ましい投与レジメの一つである。このレジメは，合剤のアトリプラ®として，念願だった1日1回1錠投与の抗レトロウイルス投与レジメの代表格となった。もちろん，必ずしもすべての患者において，最善の選択肢であるとは限らない。他のNNRTIは，治療経験患者における第二選択薬として使用される傾向がある。

忘れないで！

NNRTI を開始したとき，最初の数週間が鍵となる。患者には副作用，特に皮膚反応と肝毒性の症状をきたすことについて十分に説明する必要がある。耐性を防ぐための服用遵守(コンプライアンス，アドヒアランス)の必要性，ネビラピンの用量漸増の予定，エファビレンツの中枢神経系への影響についても，患者に詳しく説明しなければならない。これらの非常に有効な薬剤を正しく使うチャンスは本当に一度だけである！

プロテアーゼ阻害薬

抗菌薬：アタザナビル（ATV），ダルナビル（darunavir）（DRV），リトナビル（ritonavir）（ブースティング用量：/r），ホスアンプレナビル（fosamprenavir）（FPV），サキナビル（saquinavir）（SQV），インジナビル（indinavir）（IDV），ネルフィナビル（nelfinavir）（NFV），tipranavir（TPV），リトナビル（非ブースティング用量：RTV）
合剤：ロピナビル／リトナビル（lopinavir/ritonavir）（LPV/r）

　プロテアーゼ阻害薬（protease inhibitor，PI）の導入は，抗レトロウイルス療法の大きな進歩であった。PI による併用レジメは，「高活性抗レトロウイルス療法」（highly active antiretroviral therapy，HAART）時代の始まりとされ，HIV 感染患者の寿命を延長するという大きな効果をもたらした（注意：HAART という用語はほとんど使用されなくなっている^{訳注1）}）。PI は現在，第三世代に入っており，急性毒性がより低く，より強力な抗菌薬となっているが，長期間の投与における毒性については懸念されている。進歩の鍵となったのは「ブースティング」の導入であった。つまり，リトナビルによる薬物代謝酵素への強力な阻害作用を利用し（通常は望ましくない

訳注1）現在，ART（anti-retrovird therapy）と呼ばれている。

ことであるがそれを逆手にとって利用），他の PI の血清中濃度の引き上げと，半減期を延長させるのである。現在，ブースティングは，基本的にすべての PI で行われる。患者は PI とともに，低用量のリトナビル錠剤を追加服用する（これは一般的に，ATV/r のように "/r" で示される）。カレトラ®は，ブースティング用のリトナビルが合剤化された唯一の薬剤である。

作用機序

HIV に乗っ取られた感染細胞が，HIV の蛋白質合成のためにその細胞のリボソームを使用するとき，長い鎖状につくられる蛋白がある。蛋白の鎖は正しく作用するように，構成要素部分で細かく切り離される必要がある。PI は，この処理作業を行うウイルスの酵素（HIV プロテアーゼ）を選択的に抑制する。段ボール紙から組み立てパーツを切り抜くはさみをこのプロテアーゼ酵素だと考えてみる——（PI で）はさみを取り除いてしまえば，パーツはただの紙切れとして残るだけだ。

スペクトラム

現在臨床現場で使用されているのは HIV のみ。C 型肝炎ウイルス（hepatitis C virus，HCV）を治療するプロテアーゼ阻害薬は異なる薬剤であり，HIV に対して活性がない。逆もまた同様である。

副作用

心血管系障害：HIV 感染患者は，強力な抗レトロウイルス療法

（特に PI）の成功の証しとして，（いくらかひねくれたとらえ方
ではあるが）心筋梗塞や脳卒中を発症して苦しむほど，十分に
長く生きられるようになった。しかし，現在，心血管系副作用
の可能性が重大な問題として考えられている。PI は，単なる
寿命の延長として予想されていた範囲を超えて，心筋梗塞と脳
卒中のリスクを増加させる従来の心血管危険因子と相互作用し
ているように思われる。アタザナビルとダルナビルは，他の
PI に比べてリスクはいくらか低いかもしれない。診療上，心
血管系リスク予防の大黒柱（食事，運動，薬剤）のすべてが必要
である。

消化器障害：PI はすべて，消化管障害が起きる（嘔気，嘔吐，下
痢）。食事とともに内服することでいくらか症状が緩和される
かもしれない。時間がたつと，多くの患者は，これらの症状に
耐えられるようになる。重症例では，制吐薬または止瀉薬の投
与が必要とされることがある。

肝障害：PI は，すべて無症候性のトランスアミナーゼ上昇から
臨床的な肝炎にいたるまでの肝毒性を示す可能性がある。この
リスクが最も高いのは，リトナビルでブーストした tipranavir
であろう。

代謝障害：PI が心血管系リスクを上昇させる原因の一つは，脂
質プロファイルへの副作用である。PI はリポジストロフィ（腹
部，胸部，頚部における脂肪蓄積）とも関連する。

腎機能障害：腎臓または尿管に沈殿することで，特定の PI で腎
毒性を生じることが報告されている。この毒性は，今ではほと
んど使用されないインジナビルで最もよく起こる。一方で，ア
タザナビルとホスアンプレナビルではめったに報告されていな
い。予防には適切な水分摂取が推奨される。

■重要事項

- PI は，NNRTI に比べてウイルス耐性を起こしにくい強い構造である。一般的に，高レベルの耐性を獲得するためには，標的酵素におけるいくつかの変異が必要とされる。したがって，PI を用いたレジメは，完全な服用遵守（コンプライアンス，アドヒアランス）を必要とするまではいかない，もう少し「寛容」であってもよいだろう。もちろん，このことは患者に伝えるべきことではない。

- PI は薬物相互作用の相当な難問をもたらす。PI は一般的な薬物代謝酵素のすべての基質であり，これらの酵素を阻害したり，誘導したりする薬剤によって，濃度をかなり上昇させたり，低下させたりすることがある。リトナビルはチトクローム P450 酵素系で最も強力な阻害薬の一つである。それゆえに，他の PI のブースターとして用いられる（ブースティング用量では，直接の抗ウイルス効果は最小となる）。通常，リトナビルと P450 基質のほかの薬剤（例えば，スタチン系薬剤，マクロライド系抗菌薬，ベンゾジアゼピン系薬剤，カルシウムチャネル拮抗薬）を同時投与した場合，これらの薬剤の血中濃度を上昇させる。しかし，おそらくほかの経路をたどった結果，あるいは阻害・誘導の複合的な結果として，より予測困難な影響を引き起こす場合がある。これは P450 基質の血中濃度を低下させる〔ボリコナゾール（voriconazole）とメタドン（methadone）で同様の現象がみられる〕。要は，PI 投与中の患者においては，最新の文献を用いて，薬物相互作用に関する薬剤すべてを慎重に調べる必要がある。

- 現在，リトナビルは，ほぼ例外なく薬物動態学的ブースターとして使用され，1 回 400 mg，1 日 2 回という本来認可された用量よ

りずっと少ない量で用いられる。これ（ブースターとして使用されている少ない用量）より用量が多いと忍容性が低く，そのような処方またはオーダーの大部分は誤りである。少なくとも，再確認する必要がある。

何に効くか

いくつかの PI ベースの併用療法は，HIV 感染症に対する導入治療として好ましいレジメの一つである。耐性 HIV ウイルス患者のためのサルベージ（救済的）療法としても，PI レジメはよく使用される。それらのレジメによる永続的なウイルス抑制と長期投与による毒性（特に心血管系への影響）は，そのバランスをとる必要がある。患者は自身の生活様式を適切なものへと変える準備をしておくべきである。

忘れないで！

アタザナビルだけは，ブーストされずに使用する場合がある（これは特定の患者のみに推奨される）。通常は，投与レジメに少量のリトナビルが含まれていない場合，おそらく何かが間違っている。

インテグラーゼ阻害薬

抗菌薬：ラルテグラビル(raltegravir)(RAL)[訳注1]
合剤：エルビテグラビル(EVG)／コビシスタット／エムトリシタビン／テノホビル(elvitegravir/cobicistat/emtricitabine/tenofovir)〔スタリビルド(stribild)®〕

　有望で新しい抗レトロウイルス薬のクラスが，インテグラーゼ阻害薬〔しばしば，INSTI (integrase strand transfer inhibitors) と略記される〕である。新しい作用機序により，治療経験がある患者に新たな選択肢がでてきた。治療未経験患者には，ラルテグラビルが優れた忍容性と少ない薬物相互作用で魅力である。一方，最新薬剤のエルビテグラビル (elvitegravir) は1日1回投与の合剤の一部として提供されている。

作用機序

　HIV 逆転写酵素が，ウイルス DNA の鎖を作成した後，インテグラーゼと呼ばれるウイルス蛋白質は，宿主細胞のゲノムに HIV DNA の転送を促進する。INSTI はこの酵素を阻害し，HIV 複製に

訳注1) 2014 年よりドルテグラビル (Doltegravir)(DTG) も1日1回の INSTI として販売されている。

おける重要な段階であるウイルスDNAが宿主細胞の酵素の一部になることを防ぐ。

スペクトラム

現在臨床現場で使用されているのはHIVのみ。

副作用

筋骨格系障害：ラルテグラビルは，クレアチンホスホキナーゼの上昇との関連が認められた。それらの症例のほとんどは無症候性であった。臨床的に明らかな筋炎や横紋筋融解症は稀である。

■重要事項

- コビシスタット（cobicistat）は，抗ウイルス薬でなく，むしろ「薬物動態エンハンサー」である。リトナビルに酷似しており，他の薬剤濃度を「ブースト」するために使用される。この場合，エルビテグラビルの血中濃度を増強する。実際，今のところエルビテグラビルは，コビシスタット（とテノホビルとエムトリシタビン）との併用のみで利用できる。したがって，エルビテグラビル併用製品の薬物相互作用の懸念は，リトナビルをブーストするプロテアーゼ阻害薬と類似している。対照的に，ラルテグラビルの薬物相互作用はほとんど報告されておらず，多くの抗レトロウイルス薬に比べて大きな強みをもっている。
- INSTIは，NNRTIのように耐性を引き起こす可能性が高いため，PIベースのレジメの服用遵守（コンプライアンス，アドヒアラン

ス）が不完全であったように「寛容」にはいかないだろう。

何に効くか

これらの薬剤は，薬剤耐性をもつ HIV 感染患者のアドオン（追加薬）として，そして，治療未経験患者における初期治療として研究された。

忘れないで！

ラルテグラビルが薬物相互作用を示す実質上唯一の薬剤は，抗結核薬のリファンピン（rifampin）である。リファンピンは薬物代謝酵素の強力な誘導薬であり，多くの HIV 薬において，併用により血中濃度が有効範囲以下にまで低下する。したがって，抗レトロウイルス薬を投与している患者のカルテにリファンピンが記載されていた場合には重大な危険信号となる。もしそうなら患者の抗レトロウイルス療法が適切かどうかを確認する必要がある。

CCR5 阻害薬と融合阻害薬

抗菌薬：マラビロク（maraviroc）（MVC），enfuvirtide（T20）

　他の抗レトロウイルス薬は細胞感染後の HIV 生活環に影響を及ぼすが，CCR5 阻害薬（マラビロク）と融合阻害薬（enfuvirtide）は，HIV が細胞に感染するのを阻止する。

作用機序

　HIV が宿主細胞に結合して侵入する過程では，ウイルスの蛋白質と標的となる宿主細胞上の蛋白質で「握手」が必要となる。enfuvirtide は融合に関与するウイルス蛋白質と結合するが，マラビロクは，意外にもウイルスの補助受容体として用いられるヒト蛋白質（CCR5）を標的とする。

スペクトラム

　現在臨床現場で使用されているのは HIV のみ。

副作用

皮膚障害：痛み，紅斑，瘙痒，小結節形成といった注射部位反応
は，基本的に，皮下enfuvirtideを使用しているすべての患者
で起こる。

肝臓障害：マラビロクは肝毒性に関してのブラックボックス警告
がある。これは早期の臨床試験において本薬を投与された健常
被験者の症例報告に基づく。マラビロク治療中の患者での報告
は稀なようである。

■重要事項

- enfuvirtideは皮下注射で投与されるが，多くの注射部位反応を
  起こす。したがって，enfuvirtideは，通常，ウイルスの多剤耐
  性株で，最も治療困難な患者のために温存される。

- マラビロクの作用はHIVの二つの補助受容体のうち一つを妨害
  するだけであるので，ウイルス侵入の際，主にCXCR4補助受容
  体を利用するウイルス株では有効でない。このため，マラビロク
  投与を開始する前に，ウイルスがCCR5（この場合，マラビロク
  は有用かもしれない）とCXCR4（この場合，マラビロクは使用し
  ない）のどちらを「好むか」見極めるために，指向性検査を行う必
  要がある。

- マラビロクはP450薬物代謝酵素の基質である。そのため，患者
  が服用している他の潜在的な相互作用を有する薬剤に応じて，異
  なった投薬量が勧告されている。

何に効くか

　これらの薬剤は，主に HIV の治療経験患者に使用する。

忘れないで！

　マラビロクを開始する前に，その「Trofile」を知っておくこと——つまり，ウイルスの指向性 (CCR5 vs. CXCR4) を決定するために使用される検査の名称である。

（抗ウイルス性）
インターフェロン

36

抗菌薬：ペグインターフェロン-α2a (pegylated interferon-α2a)，ペグインターフェロン-α2b (pegylated interferon-α2b)，インターフェロン-α2a(interferon-α2a)，インターフェロン-α2b(interferon-α2b)

　インターフェロンはサイトカインの一種であり，感染が起きた際，あるいは癌細胞を攻撃する際などに免疫系において細胞を活性化させる。インターフェロンは，多発性硬化症や癌，ウイルス性肝炎といった多く疾患の治療で投与される。インターフェロン-α2aと2b およびそのペグ型が，ウイルス性B型・C型肝炎の両方の治療で使用されてきたが，現在はペグ型のみが推奨されている。

作用機序

　インターフェロンは，B型・C型肝炎ウイルスに対して複数の作用機序をもつ。インターフェロンには，それ自体に抗ウイルス効果があり，細胞分化への影響，細胞成長の阻害，マクロファージの活性化，そしてリンパ球の細胞毒性を増幅させるなどの効力を示す。インターフェロンのペグ型は，ポリエチレングリコール（polyethylene glycol，PEG）分子をインターフェロン分子に付着させ，半減期を延ばすことで薬物動態を改善させ，投与回数を減らしている。

スペクトラム（活性がある微生物）

　インターフェロン-αは，B型肝炎ウイルス（hepatitis B virus，HBV）とC型肝炎ウイルス（hepatitis C virus，HCV）の治療に使用される。

副作用

　インターフェロンの副作用は頻度が高く，患者のノンコンプライアンス（服薬不履行）や服薬の中断，拒否につながる。インフルエンザ様症状が最も一般的で，頭痛，疲労，脱力，発熱，筋肉痛などが挙げられる。また，抑うつも一般的で，それに対ししばしば投薬が必要とされる。希死念慮患者には，インターフェロンは禁忌である。不安感を起こす場合もある。

　血液学的な副作用も一般的で，とりわけ好中球減少症や貧血，血小板減少症などの血球減少症が挙げられる。C型肝炎治療においては，一般にリバビリン（ribavirin）が貧血の主な原因とされる。

　インターフェロンは非代償性肝硬変を悪化させる場合があり，通常，このような患者には投与しない。

■重要事項

• ペグインターフェロンは，ウイルス性肝炎の治療で非ペグ型に取って代わった。ペグ型は，非ペグインターフェロンが週3回投与であるのに対し，週1回投与で済むため，服用遵守（コンプライアンス，アドヒアランス）と利便性を改善している。また，副作用はいくらか軽減されており，効能は同程度，もしくはペグ型

のほうがいくらか高いとされる。

- 投与量は，インターフェロンの型と適応疾患によって大きく異なるので，処方や推奨する際には注意が必要である。なお，HCV感染症では，リバビリンの推奨用量はインターフェロンのどの種類を使うかで異なる。

- C型肝炎において，二つのペグインターフェロンは同等であることが示されたが，投与量が異なる。ペグインターフェロン-α2aは固定用量で投与される一方，ペグインターフェロン-α2bは患者の体重によって投与量が変わる。B型肝炎においては，ペグインターフェロン-α2bも同様に研究がなされているが，ペグインターフェロン-α2aだけが米国食品医薬品局（Food and Drug Administration, FDA）の適応疾患とされている。

- インターフェロンは，抑うつを引き起こしたり悪化させたりする。そのため，重篤なうつ病患者や希死念慮患者には禁忌である。通常，慢性C型肝炎治療は緊急を要するものではなく，治療開始前に患者の抑うつを（必要ならば薬物治療により）安定させることが必須である。B型肝炎の場合には，うつ病患者に対してはインターフェロン以外の薬剤が望ましい選択肢となる。

- 新たな進化を遂げたB型・C型肝炎の薬物治療により，これらの疾患においてインターフェロンの役割が変わった。B型肝炎において，ヌクレオシド／ヌクレオチド類似体は副作用がより少ないため，多くの臨床医（と患者）に好まれているけれども，インターフェロンが一定期間投与されるのに対し，ヌクレオシド／ヌクレオチド類似体は無期限に服用しなければならない。C型肝炎においては，ペグインターフェロンは必要不可欠であり，リバビリンと併用投与される。

何に効くか

ペグインターフェロンは，C型肝炎の薬物治療において投薬レジメの根幹をなす。慢性B型肝炎では，ペグインターフェロンは，ヌクレオシド／ヌクレオチド類似体の使用が好ましくない患者の第一選択薬となる。

忘れないで！

治療の間，インターフェロンの多くの副作用に注意し，新たな抑うつが現れていないか観察を怠らないようにする。

37

セリンプロテアーゼ阻害薬

抗菌薬：ボセプレビル（boceprevir），テラプレビル（te-laprevir）[訳注1]

　セリンプロテアーゼ阻害薬は2011年後半に導入された，C型肝炎ウイルス（hepatitis C virus，HCV）に対する13年ぶりの新薬である。セリンプロテアーゼ阻害薬は，米国で最も一般的な遺伝子型であるHCV遺伝子型1型感染症の治療のために研究されてきた。HCV遺伝子型1型は，2型・3型と比べ，ペグインターフェロン（pegylated interferon）とリバビリン（ribavirin）併用療法の持続性ウイルス学的著効率（sustained virologic response，SVR）が非常に悪い結果となっているが，セリンプロテアーゼ阻害薬を追加することにより，SVR率はかなり改善する。しかしながら，セリンプロテアーゼ阻害薬にも副作用があり，またC型肝炎治療で毎日服用する内服薬の数も増えてしまう。現在，いくつかの新しいC型肝炎の治療薬が後期臨床試験で研究されている。

訳注1）HCV治療の最新情報については，アメリカ感染症学会（IDSA）と肝臓学会（AASLD）によるサイト "Recommendations for Testing, Managing, and Treating Hepatitis C"（http://www.hcvguidelines.org/）が参考となる。

作用機序

セリンプロテアーゼ阻害薬は，HCV 感染の治療で使える最初の直接作用型抗ウイルス薬(direct-acting antiviral, DAA)である。セリンプロテアーゼ阻害薬は，セリンプロテアーゼ酵素がポリ蛋白質を切断するのを阻害する(ポリ蛋白質は，HCV RNA が構成蛋白質へと翻訳されることで生産される)。これは HIV プロテアーゼ阻害薬の作用と類似している。段ボール紙から組み立てパーツを切り抜くはさみをこのプロテアーゼ酵素だと考えてみる――(プロテアーゼ阻害薬で)はさみを取り除いてしまえば，パーツはただの紙切れとして残るだけだ。

スペクトラム(活性がある微生物)

セリンプロテアーゼ阻害薬は，HCV にのみ有効である。HCV 遺伝子型 2 型に対しても，ある程度活性はあるが，HCV 遺伝子型 1 型感染症のみを対象に研究が続けられている。

副作用

ボセプレビルとテラプレビルの両薬とも血液学的な副作用があり，同時投与されるペグインターフェロンとリバビリンとの併用でさらに悪化する。血液学的な副作用で最も著しいのは貧血で，リバビリンの用量調整と最終的にはエリスロポエチン促進薬の使用を必要とすることもある。両薬とも，嘔気と味覚不全(味覚の変化)に関与し，インターフェロンによって，さらにその副作用は増強する。

テラプレビルは，深刻な広範囲の発疹と瘙痒を引き起こすことが

多い。発疹は 2～3 週間の治療の後で現れる傾向があり，局所治療で対処可能か，または重症度によっては治療の中断を必要とすることもある。

テラプレビルは高い割合で患者に肛門直腸の不快感を，一般的には痔，直腸灼熱痛，もしくは瘙痒を引き起こす。また，尿酸の上昇が起こり，痛風の発作を誘発することもある。

■重要事項

- セリンプロテアーゼ阻害薬は，ペグインターフェロン，リバビリンとの併用投与が必要である。単剤投与では，HCV はすぐに耐性を獲得する。

- セリンプロテアーゼ阻害薬はチトクローム P450 3A4 を阻害するため，多くの薬物相互作用がある。これらの相互作用のほとんどが，まだ詳しく研究されていない。そのため，この経路で代謝される他の薬剤を服用している患者に，セリンプロテアーゼ阻害薬を使用する場合は注意が必要である。ウェブサイト http://www.hep-druginteractions.org で，ウイルス性肝炎における薬物相互作用の情報を得られる。

- HCV セリンプロテアーゼ阻害薬は C 型肝炎プロテアーゼ酵素の阻害薬であるが，HIV に対しては活性がない。しかし，多くの HIV 治療薬(HIV プロテアーゼ阻害薬を含む)との相互作用をもつ。

- ボセプレビル投与前には，4 週間のペグインターフェロンとリバビリンの導入期間がある。この導入期間により，HCV の量を減少させ耐性の出現を抑える。ボセプレビルの研究の際にも，同様の投与方法が用いられた。テラプレビルに導入期間はない。

- 薬剤耐性は治療中に出現し，C型肝炎の治療不良に関連している。耐性出現の遺伝子障壁は低い（少ない遺伝子変化で耐性を獲得する）ようなので，服用遵守（コンプライアンス，アドヒアランス）が重要である。
- テラプレビルとボセプレビルは，異なる種類のペグインターフェロン-αと，それに伴った用量のリバビリンを併用投与することが必要である。また，テラプレビルとボセプレビルは治療期間が異なり，テラプレビルのほうが短期間である。両者とも複数の錠剤を1日3回服用するが，ボセプレビルは1日あたりテラプレビルの2倍の錠剤数が必要となることが多い(12 vs. 6)。

何に効くか

治療未経験および治療経験患者におけるHCV遺伝子1型感染症で推奨されている。

忘れないで！

HCV感染症の治療を開始する前に，患者が十分に治療の準備ができていることを確認する。長年にわたりゆっくりと進行する疾患であり，ノンコンプライアンス(服薬不履行)は治療不良につながるため，患者教育は非常に重要である。

リバビリン

38

抗菌薬：リバビリン(ribavirin)

リバビリンは，多くの種類のウイルスに対して活性がある抗ウイルス薬である。C型肝炎治療では経口薬として，RSウイルス(respiratory syncytial virus, RSV)感染の治療においては主に吸入薬で使われる。C型肝炎の治療において，リバビリンをインターフェロンに追加することで，治療の効果は改善したが，副作用も著しく増加した。

作用機序

リバビリンの作用機序はよくわかっていないが，細胞内部で活性型にリン酸化されるグアノシンのヌクレオシド類似体である。

スペクトラム(活性がある微生物)

リバビリンがC型肝炎ウイルス(hepatitis C virus, HCV)とRSVにおいて優れた活性を示すことが知られている。インフルエンザやアデノウイルスを含む他のウイルスに対しても多少の活性がある。

副作用

リバビリンの主な副作用は，溶血性貧血である。この副作用は用量依存的で，重症化することがあり，投与量を制限しなくてはいけない場合もある。インターフェロンは常に経口リバビリンと併用され，両薬とも血球減少症を引き起こすため，さらに副作用を悪化させることがある。リバビリンは疲労や頭痛，不眠症とも関連するが，それらがリバビリン自体によるものなのか，インターフェロンによるものか，または併用が原因なのか，はっきりわかっていない。実際の診療においては，併用を行いながら副作用に対処しなくてはならないため，どちらが原因かは重要ではない。

■重要事項

- リバビリンは，C型肝炎治療において，必ずペグインターフェロン（pegylated interferon）と併用する。リバビリン単剤療法は，HCVの耐性変異体を急速に出現させることになる。

- リバビリンは催奇形性があるため，米国食品医薬品局（Food and Drug Administration, FDA）の胎児危険度分類はカテゴリーX（禁忌）である。妊娠可能な年齢の女性でリバビリンを服用している場合は，確実な避妊を行うべきである。妊婦はリバビリン吸入も避けなければならない。また，妊娠している医療従事者は，可能であればリバビリン投与患者のケアを避けるべきである。

- リバビリンによる貧血への対処法は，リバビリンの減量である。減量により効果を低下させるかもしれないとの懸念を抱くであろうが，そのようなことはない（実際，その逆のことはある）。貧血が重症化または持続する場合，エリスロポイエチンを投与するこ

ともある。

● リバビリン吸入は，主に幼児の RSV 感染症を治療するために使用される。しかし，免疫不全状態の成人，とりわけ肺移植，または造血幹細胞移植患者の RSV 治療にも用いられる。

何に効くか

リバビリンは現在，慢性 C 型肝炎のすべての遺伝子型におけるレジメの一部である。リバビリン吸入は，小児と主に免疫不全または重度の合併疾患をもつ成人の患者に対する，重篤な RSV 感染症治療のために使用される。

忘れないで！

リバビリン治療中は，ヘモグロビン濃度を厳重にモニターしなければならない。ある程度の貧血が起こることを予想し，それに応じた処置ができるようにしておく。

B型肝炎ヌクレオシド類似体

39

抗菌薬：エンテカビル(entecavir)，アデフォビル(ade-fovir)，テルビブジン(telbivudine)

　ウイルスのヌクレオシド類似体は，HIV感染症の治療だけでなく，B型肝炎の治療でも用いられる。B型肝炎ウイルス(hepatitis B virus，HBV)はDNAウイルスであるため，ヌクレオシド類似体は，HIVにおいて逆転写酵素を阻害するように，ウイルス自体のヌクレオシドとの間で，ウイルスの酵素を競合的に阻害する。その薬剤の中には，HIVとHBVの両方に活性をもつものがあり，両ウイルスに重複感染している患者にとって大きな利点となる。長期的な内服が必要ではあるが，すべての薬剤が服用しやすく，副作用も少ないインターフェロンなしのレジメが，B型肝炎治療で使用できるようになった。いくつかのHIVヌクレオシド／ヌクレオチド逆転写酵素阻害薬(nucleoside/tide reverse transcriptase inhibitor，NRTI)もB型肝炎の治療に使用されることがあり，テノホビル(tenofovir)は両疾患の選択薬である。

作用機序

　ヌクレオシド類似体は，ウイルスDNAの伸長している鎖にあるヌクレオチドに取って代わることで，ウイルスのDNAポリメラー

ゼを阻害し，ウイルス DNA の伸長を早期に停止させる。

スペクトラム（活性がある微生物）

B 型肝炎ヌクレオシド類似体は，HBV と HIV に対して活性がある。HIV 感染症では主たる薬剤としては使用されない[訳注1]。

副作用

B 型肝炎ヌクレオシド類似体は，患者への負担が少なく，副作用の発生率（頻度）も低い。倦怠感とクレアチニンホスホキナーゼ（creatinine phosphokinase, CPK）の上昇が起こりうるが，CPK の上昇は HBV が原因の場合もある。乳酸アシドーシスが起こることは稀である。

■重要事項

- B 型肝炎ヌクレオシド類似体は，HIV に対していくらか活性があるが，HIV 感染症を治療するために必要とされる用量は B 型肝炎治療用量よりも多い。重複感染患者において，B 型肝炎の少ない用量で使用すると，NRTI 耐性の変異ウイルスのみの増殖を招く可能性があるので，避けるべきである。B 型肝炎患者は，これらの薬剤で治療を始める前に，HIV のスクリーニング検査が必要である。

訳注1）テノホビル，ラミブジン，エムトリシタビンは HIV の治療で主たる薬剤の一つとして使われる。

- ラミブジン（lamivudine）やテノホビル（両方とも NRTI）のように，HIV と HBV の両方に活性がある薬剤を使用するときは，HIV 用の高用量で投与する。

何に効くか

B 型肝炎ヌクレオシド類似体は，慢性 B 型肝炎の選択薬である。B 型肝炎を完治させるわけではないが，進行させない程度に抑制する。

忘れないで！

B 型肝炎ヌクレオシド類似体で B 型肝炎を治療する前に，患者が HIV に重複感染していないか確認する。

PART
6

抗寄生虫薬

抗寄生虫薬

40

■抗寄生虫薬の概要

　寄生虫症のヒト感染は，地理的要因，工業化／衛生状態，免疫状態により大きなばらつきがみられる。見積もるとおおよそ世界人口の半分が，慢性的に寄生虫に感染している。寄生虫に関連した罹患率と死亡率は，寄生虫の感染量，既存の免疫状態，患者の合併症による。本書では，先進国の住民に影響を及ぼしている寄生虫症について述べる。

　ヒトに疾患を引き起こす寄生虫は大きく二つ，単細胞の原虫と多細胞の蠕虫（**表40-1**）に分類できる。原虫には多くのサブグループがあるが，主に腸管寄生か腸管外寄生かで分類し，蠕虫はさらに線虫（回虫），吸虫，条虫（さなだむし）に分けられる。各グループの一般的な起因菌の例と，それらの治療で使用される薬剤のいくつかをともに示した。専門的には寄生虫とはみなされていないが，抗寄生虫薬に感受性のある二つの微生物も掲載した。*Pneumocystis jirovetii*（分類的には真菌）と *Sarcoptes scabiei*（ヒゼンダニ，分類的にはクモ類）である。

　抗寄生虫活性を有する薬剤は，日常的な抗菌薬〔メトロニダゾール（metronidazole），ドキシサイクリン（doxycycline）〕から，日常の診療で時折みられるやや刺激的な抗菌薬〔クロロキン（chloroquine），ペンタミジン（pentamidine）〕，米国疾病管理予防センター

288   PART 6

表 40-1　一般的に遭遇する起因菌と抗寄生虫薬による寄生虫のグループ分け

グループ	サブグループ	起因菌の例	抗寄生虫薬*
原虫	腸管外	*Plasmodium* 属 （マラリア）	**キノリン系抗寄生虫薬** ドキシサイクリン クリンダマイシン **アトバコン／プログアニル** アーテミシニン
		Toxoplasma 属	ピリメサミン／スルファジアジン トリメトプリム／スルファメトキサゾール
		Trypanosoma 属	**ペンタミジン**
	腸管内	*Entamoeba* 属	メトロニダゾール
		Giardia 属	チニダゾール
		Cryptosporidium 属	*パロモマイシン*
蠕虫	線虫	*Ascaris*（回虫）属	アルベンダゾール
		Strongyloides （糞線虫）属	**イベルメクチン**
	吸虫	*Schistosoma* （住血吸虫）属	*プラジカンテル*
	条虫	*Echinococcus* 属	アルベンダゾール
		Taenia 属	*プラジカンテル*
他の微生物	真菌	*Pneumocystis* 属	TMP/SMX クリンダマイシン／**プリマキン** **アトバコン** **ペンタミジン**
	外寄生体	*Scabies* 属	**イベルメクチン**

*＝**太字**の薬剤は本章にて記述あり。*イタリック*の薬剤は本書には記述なし。その他の薬剤は他章にて記述あり。

(Centers for Disease Control and Prevention, CDC) からのみ得ることができる最も風変わりな薬剤〔ジエチルカルバマジン (diethylcarbamazine), スチボグルコン酸ナトリウム (sodium stibogluconate)〕

まで多岐にわたる。本章ではその中間に位置する抗菌薬について説明する。詳細については薬剤自体の各章を参照のこと。珍しい薬剤について深い関心のある読者は自身で調べてほしい。

41

キノリン系抗寄生虫薬

抗菌薬：クロロキン（chloroquine），メフロキン（mefloquine），キニジン（quinidine），キニーネ（quinine），プリマキン（primaquine），アモジアキン（amodiaquine），ヒドロキシクロロキン（hydroxychloroquine）

　キノリン系抗寄生虫薬は，人間が使用する抗菌薬のうち，最も古いものの一つである。17世紀にさかのぼると，欧州のマラリア流行地域で発熱を治療するためにキナノキ（ペルーから輸入された）の樹皮が使用されていたことが記録されている。この治療薬の主な成分はキニーネで，これは広く使われるようになった最初の抗マラリア薬である。ほとんどの先進国では，もはやマラリアは風土病ではないが，海外旅行者（特にマラリア流行地域が出生地でない人々）のマラリア感染は重症化する可能性があるため，先進国においてマラリアは，海外旅行者の帰国後における発熱の最も重要な原因として考えられている。キノリン系抗寄生虫薬の活性は，*Plasmodium*属の種類と地域的な特性により大きく異なることが重要である。マラリアが疑われる患者を管理するときは，最新の治療ガイドラインを参照することを勧める。

作用機序

寄生虫に対するキノリン系抗寄生虫薬の作用機序は，完全に理解されてはいない。クロロキン，キニーネとキニジンは，マラリア原虫によるヘモグロビン代謝物の無毒化を阻害するとされている。プリマキンは，寄生虫のミトコンドリアの機能に影響を及ぼすと考えられている。

スペクトラム（活性がある微生物）

原虫（地域により活性は変化する）：熱帯熱マラリア原虫（*Plasmodium falciparum*），四日熱マラリア原虫（*P.malariae*），卵形マラリア原虫（*P.ovale*），三日熱マラリア原虫（*P.vivax*）

寄生虫のようだが分類的には真菌：*Pneumocystis jirovecii*（プリマキン）

副作用

心血管系障害：キノリン系抗寄生虫薬は，QT 延長，低血圧，致死的となりうる心室性不整脈といった用量依存性の心血管系毒性を引き起こすことがある。キニジンはクラス I a の抗不整脈薬であり，一部の不整脈治療で使用される（しかし，多くの抗不整脈薬のように催不整脈性である）。心血管系への影響は，キニジンの静注投与の際に最も発現しやすい。キニーネ，メフロキン，クロロキンではあまり一般的ではない。プリマキンでは稀である。

血液障害：プリマキンは，グルコース-6-リン酸デヒドロゲナー

ゼ（glucose-6-phosphate dehydrogenase, G6PD）欠損患者において溶血を引き起こすことがある。投与の前には G6PD 欠損症の検査を行う必要がある。

代謝障害：キニジンとキニーネは，インスリンの過剰分泌による重篤な低血糖を引き起こすことがある。

精神障害：メフロキンは不眠症，鮮明な夢，気分変動からうつ病，精神病，自殺といった精神障害に関連する。メフロキンを服用する大多数の患者において忍容性は良好であるが，うつ病を含む精神医学的な問題の既往歴をもつ患者に対しては，メフロキンの投与を避けるべきである。

全身性の障害：治療量のキニーネを投与された患者においては，"キニーネ中毒"症候群（耳鳴，頭痛，嘔気，視覚障害）がよくみられる。耐え難い症状であるため，これらの副作用は治療中止の原因となることがあるが，症状は投与中止後に回復する。

■重要事項

- 米国において，キニジンは静注で使用可能な唯一のキノリン系抗寄生虫薬である。重篤なマラリア治療のために併用レジメとして使用される。血圧と心電図，および血糖値の連続モニタリングを含む集中治療モニタリングが必要である。腎不全ではキニジン投与量は調整される。腎不全は重篤なマラリアでは珍しくない。

- 他の抗マラリア薬と異なり，プリマキンは三日熱マラリア原虫と卵形マラリア原虫の「ヒプノゾイト（休眠体）」に対して活性がある。ヒプノゾイトは肝臓に潜伏している場合があり，再発性感染症を引き起こすことがある。したがって，これらの種による感染の場合，抗マラリア薬レジメにプリマキンの2週間投与が加えられる。

何に効くか

クロロキン：クロロキン感受性地域（いくつかの地域のみ）で発症した合併症のないマラリアの治療と，その地域へ行く旅行者に対するマラリア予防。

メフロキン：メフロキン感受性地域（東南アジアを除く世界の大部分）で発症した合併症のないマラリアの治療と，その地域へ行く旅行者に対するマラリア予防。

キニーネ，キニジン：キニーネは合併症のないマラリアの治療に，キニジンはドキシサイクリン（doxycycline），テトラサイクリン（tetracycline）またはクリンダマイシン（clindamycin）との併用で，重症マラリアの治療に使用。予防には用いられない。

プリマキン：もう一つ薬剤を併用し，三日熱マラリア原虫，または卵形マラリア原虫による合併症のないマラリアの治療に使用。また，三日熱マラリア原虫が主な種となる地域の旅行者に対するマラリア予防に，クリンダマイシンと併用される。軽症・中等症の *Pneumocystis* 肺炎の治療にも使用される。

忘れないで！

　細菌感染症と同じく，抗菌薬耐性の進行によりマラリアの治療と予防は困難になる。臨床医の多くはマラリアに対処することがほとんどないので，最適な治療法を用いるために診療ガイドラインを再確認することは恥ではない。米国疾病管理予防センター（Centers for Disease Control and Prevention, CDC）には，臨床医のマラリア治療を支援するためのマラリア・ホットラインさえある。

アトバコン

42

抗菌薬：アトバコン（atovaquone），アトバコン／プロ グアニル(atovaquone/proguanil)

アトバコンは抗寄生虫薬で，いくつかの重要な原虫に対し活性が ある。プログアニル（proguanil）と併用で投与される場合，マラリ ア原虫に対するアトバコンの活性は増強される〔これらの合剤はマ ラロン (malarone)®として知られる〕。アトバコンは対照薬よりも 忍容性が良好な傾向を示すが，（重篤な疾患に使うための）静注薬が なく，薬価が高く，（*Pneumocystis*属による疾患において）やや効 能が低いことなどから，その使用は限定される。

作用機序

アトバコンは，寄生虫のミトコンドリアにおける電子伝達を妨害 すると考えられている。

スペクトラム（活性がある微生物）

寄生虫のようだが分類的には真菌：*Pneumocystis jirovecii*
原虫：*Plasmodium*属，トキソプラズマ原虫（*Toxoplasma gondii*）， *Babesia*属

副作用

アトバコンとアトバコン／プログアニル（マラロン®），どちらも忍容性は非常に良好である。最も一般的な副作用は消化器障害である（嘔気・嘔吐，下痢，腹痛）。

■重要事項

- アトバコンは懸濁液として使用するが，アトバコン／プログアニル（マラロン®）は錠剤である。生物学的利用率（吸収率）は両者とも幾分低めだが，食物（特に高脂肪食）と一緒に服用するとかなり増強される。両薬剤は食物とともに服用すべきである。

- トリメトプリム／スルファメトキサゾール（trimethoprim，TMP/sulfamethoxazole，SMX）が使用できない患者を対象に，アトバコンによる軽症・中等症の *Pneumocystis* 肺炎治療を検討した臨床試験では，アトバコンは対照薬〔ダプソン（dapsone）またはペンタミジン（pentamidine）〕よりもわずかに効能が低いものの忍容性が良好であったことから，全体の成功率には差がなかった。重症の *Pneumocystis* 肺炎患者，もしくは消化管吸収が乏しいと考えられる患者に対しては，アトバコンを使用すべきではない。

- 薬価の面を除けば，旅行者のマラリア予防にアトバコン／プログアニル（マラロン®）は好ましい薬剤である。アトバコン／プログアニル（マラロン®）は有効性が高く，忍容性も良好で，クロロキン（chloroquine）耐性の *Plasmodium* 属に対し活性がある。アトバコン／プログアニル（マラロン®）による予防投与は，旅行の1〜2日前から開始し，マラリア流行地域滞在中および帰国後も7日間服用しなければいけない。しかしながら，マラリア予防のた

めに使われる他の多くの薬剤は，旅行の2週間前から薬剤を開始し，帰国後4週間継続する必要がある。

何に効くか

アトバコン：軽症・中等症の *Pneumocystis* 肺炎の治療と，第一選択薬に不忍容な患者の *Pneumocystis* 属に対する予防。

アトバコン／プログアニル (マラロン®)：合併症のないマラリアの治療と，マラリアに対する予防。

忘れないで！

患者には食物(または，少なくともコップ1杯の牛乳)と一緒にアトバコンを服用させること。食物と一緒に投与すると，絶食状態での投与時と比べアトバコンの生物学的利用率(吸収率)は約5倍に増加する。

ベンゾイミダゾール系
抗寄生虫薬

43

抗菌薬：アルベンダゾール（albendazole），チアベンダゾール（thiabendazole）

これらの薬剤は主として寄生虫（蠕虫）による感染症の治療に用いられる。その寄生虫症とは，小児において一般的な蟯虫症から，脳内に大きな囊胞性病変を形成する起因菌まで多岐にわたる。ほとんどの腸管蠕虫症は単回投与での治療が可能であるが，組織侵襲性のある疾患に対しては長期治療が必要である。

作用機序

ベンゾイミダゾール系抗寄生虫薬は，寄生虫の細胞構成に必要な微小管の伸長を阻害することで，寄生虫の増殖や分裂を防ぐ。

スペクトラム（活性がある微生物）

線虫（回虫）：*Ascaris lumbricoides*（回虫），*Enterobius vermicularis*（蟯虫），アメリカ鉤虫（*Necator americanus*）（鉤虫），糞線虫（*Strongyloides stercoralis*）（線虫）

条虫（さなだむし）：*Echinococcus* 属（肝膿瘍），有鉤条虫（*Taenia solium*）（神経囊虫症）

副作用

アルベンダゾールは，特に腸管蠕虫症治療での単回投与法において，非常に良好な忍容性を示す。複数回投与法での副作用は主に消化器障害であり，肝毒性や好中球減少症はほとんど報告されていない。チアベンダゾールは最も強い毒性をもち，中枢神経系への副作用をきたすことがある。一般的に，妊婦はこれらの薬剤を避けるべきであるが，妊娠第一期以降であれば安全かもしれないとの報告がある。

■重要事項

- データは限られているが，これらの薬剤はチトクローム P450 システムの基質である。したがって，フェニトインやリファンピン（rifampin）のような薬物代謝酵素を強く誘導する薬剤との併用により，血中濃度が低下することがある。アルベンダゾールの経口吸収は制限され，一般的に腸管線虫症の治療では問題とならず，薬物相互作用の心配も重要ではないだろう。しかし，全身性感染症の治療においては薬物濃度が治療域を下回る可能性があるため，酵素誘導薬との併用には注意が必要である。

何に効くか

多くの腸管線虫症の単回治療，*Strongyloides* 属感染症治療の代替薬，組織侵襲性のある *Echinococcus* 属や *Taenia* 属感染症の治療。

忘れないで！

　一部の寄生虫感染においては，薬剤により寄生虫が死滅すると，アレルギー反応を引き起こす可能性のある抗原が放出される。この影響を鎮静させるためにコルチコステロイドが投与されることがある。侵襲性の強い感染症に対して抗寄生虫薬を用いる際には，どの寄生虫感染症にこのことが当てはまるのかを確認することが大切である。

ペンタミジン

44

抗菌薬：ペンタミジン(pentamidine)

　ペンタミジンは，*Pneumocystis* 肺炎患者のためのトリメトプリム／スルファメトキサゾール (trimethoprim, TMP/sulfamethoxazole, SMX) の主要な代替薬である。*Pneumocystis* 肺炎は，かつて HIV 感染患者における重症肺炎の大部分を占めていたが，効果的な抗 HIV 治療によって，今では減少傾向にある。ペンタミジンは非常に毒性が強く，その重要な副作用について熟知しておく必要がある。静注もしくは吸入により投与されるが，投与経路についてはその適応疾患によって決まる。

作用機序

　ペンタミジンはトランスファーRNA に結合することで，その機能を破壊し，蛋白合成を阻害している。

スペクトラム(活性がある微生物)

寄生虫のようだが分類的には真菌：*Pneumocystis jirovecii*
原虫：*Trypanosoma* 属，*Leishmania* 属

304   PART 6

副作用（静注ペンタミジン[訳注1]）

心血管系障害：ペンタミジンの急速静注で低血圧をきたすことがあるため，最低でも1時間以上かけて投与するべきである。心室性不整脈によるQT延長の症例も報告されている。

代謝障害：ペンタミジンには膵臓に対する毒性があり，25%程度までの患者において糖代謝異常を引き起こす。ペンタミジンによる膵臓への障害が膵島細胞からのインスリン分泌を引き起こすため，経過初期には低血糖を認めることがある。その後も膵臓障害が遷延すると膵臓機能が低下し，低インスリン血症と高血糖を認める。使用を継続すると不可逆的な膵臓損傷につながり，糖尿病を引き起こすことがある。膵炎など，他の症状を認めることもある。

腎機能障害：ペンタミジンの腎毒性は一般的であるが，通常は薬剤中止により改善する。低カリウム血症や低カルシウム血症といった電解質異常を認めることもある。

呼吸器障害：ペンタミジン吸入により，特に喘息患者において気管支攣縮を誘発することがある。吸入気管支拡張薬による前治療を行うことで，これらの作用が軽減するかもしれない。

■重要事項

- *Pneumocystis* 肺炎治療におけるペンタミジンの臨床試験では，ペンタミジンがTMP/SMXと同等の効果をもつことが示された。

訳注1)ペンタミジンはニューモシスティス肺炎予防で吸入薬として使用される場合もある。

しかし，中止または減量することなく，ペンタミジン静注投与を完遂できたのは，患者の約半数にとどまった。慎重なモニタリング（心電図，生化学検査）と対症療法による介入（必要に応じた電解質補充，ブドウ糖，インスリン）が必要である。腎不全患者では投与量調整が推奨される。

• 月1回のペンタミジン吸入療法は，*Pneumocystis* 肺炎予防の第二選択薬として効果が認められている。しかし，TMP/SMX による予防ではみられなかった，ペンタミジン吸入患者における肺外 *Pneumocystis* 感染例が報告されている。また，TMP/SMX と違い，ペンタミジン吸入療法では，トキソプラズマ（*Toxoplasma*）症や細菌性肺炎を予防することはできない。

何に効くか

ペンタミジン静注薬は重症の *Pneumocystis* 肺炎に対する代替薬であり，ペンタミジン吸入薬は *Pneumocystis* 肺炎予防の代替薬である。ペンタミジン静注薬はリーシュマニア症とトリパノソーマ症の治療における代替薬である。

忘れないで！

ペンタミジンと併用薬に共通の毒性について注意する必要がある。ペンタミジンが投与されているような患者はたいてい重症であり，ペンタミジンによる多くの副作用を悪化させることのあるインスリン，フロセミド（furosemide），アミノグリコシド系抗菌薬，抗不整脈薬が併用されていることがある。

45

イベルメクチン

抗菌薬：イベルメクチン(ivermectin)

　医療施設で診療しているのであれば，毎年とまではいかなくても，キャリアを通じて少なくとも1回は疥癬のアウトブレイクに対処することがあるだろう。多くの場合，疥癬はペルメトリン(permethrin)クリームで治療する。しかし，クリームを自身で塗布できない，もしくは使用したくない患者や医療従事者は，経口イベルメクチンを使用することがある。感染性の強い「ノルウェー疥癬」(最初の報告例がノルウェーの学者からであったことに由来する呼称であり，スカンジナビアの衛生状態と結びつけるのは不当な中傷)患者に対しても，イベルメクチンが投与される。疥癬に加え，熱帯地域に流行している疾患に対してもイベルメクチンは有効である。具体的には，河川盲目症(river blindness)，糞線虫症(strongyloidiasis)，皮膚幼虫移行症(cutaneous larva migrans)があり，後者二つは稀に米国でもみられる。*Strongyloides* 属過剰感染症候群(hyperinfection syndrome)は，免疫不全患者における致死的疾患の原因として認識が高まっているが，イベルメクチンは同疾患の治療にも使用される。

作用機序

イベルメクチンは寄生虫の神経筋接合部に結合し，寄生虫の筋麻痺を引き起こす。寄生虫は，薬剤の直接作用，もしくは飢餓により死亡する。

スペクトラム（活性がある微生物）

外寄生体：*Sarcoptes scabiei*（ヒゼンダニ），ヒトジラミ（*Pediculus humanus*）（シラミ）

線虫（回虫）：*Onchocerca vovulus*（河川盲目症），糞線虫（*Strongyloides stercoralis*）（糞線虫症），ブラジル鉤虫（*Ancylostoma brazilense*）（皮膚幼虫移行症），その他の線虫

副作用

疥癬の治療において，イベルメクチンは非常に忍容性が良好である。流行地域における線虫症の治療にイベルメクチンを用いた際，発熱，筋肉痛，低血圧といった重度の有害反応が報告されている。この反応は，死んだ寄生虫から放出される抗原に対する，宿主の免疫反応の結果であると考えられている。寄生虫の量が多いほどその反応はより重症化し，投与後は間もなく改善を認めるのが一般的である。

■重要事項

• そう，イベルメクチンはイヌ糸状虫（dog's heartworm）症治療薬としても同じように使用されている。次に述べるのは，まさしくハートウォーミングストーリー（heart-warming）である。──イベルメクチンの年1回投与が河川盲目症の治療に有効であることが示されると，製薬会社であるメルク社は治療に必要なだけのイベルメクチンを無償で提供すると申し出た。これまでに2億ドルもの治療が無償で提供されたと推定され，50万人以上の失明を回避できた。──まあ，ここまで読み進めてきて，読者はちょっといいニュース（それと下手な駄じゃれ）を使ってもいいだろうと思ったのだ。

何に効くか

疥癬感染症に対する局所ペルメトリンの代替薬として，頭部や体部のシラミ症，鉤虫（*Ancylostoma*）症に対する局所治療の代替薬としてイベルメクチンが使用される。イベルメクチンは *Strongyloides* 属，または *Onchocerca* 属による感染症に対しても用いられる。

忘れないで！

疥癬やシラミのような外寄生生物感染の治療では，イベルメクチンはおよそ1週間間隔で2回投与するべきである。単回投与では再発リスクが上昇する。

APPENDIX 1

正常ヒト微生物叢の抜粋

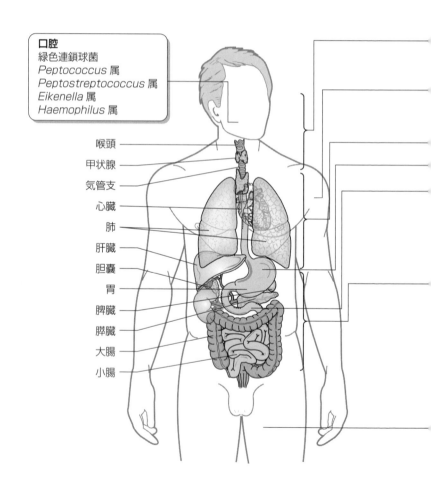

口腔
緑色連鎖球菌
Peptococcus 属
Peptostreptococcus 属
Eikenella 属
Haemophilus 属

喉頭
甲状腺
気管支
心臓
肺
肝臓
胆嚢
胃
脾臓
膵臓
大腸
小腸

APPENDIX 1　311

皮膚
表皮ブドウ球菌（S. epidermidis）
黄色ブドウ球菌（S. aureus）
Corynebacterium 属
プロピオン酸菌属
　（Propionibacterium）

上気道
肺炎球菌（S. pneumonia）
A 群連鎖球菌（S. pyogenes）
Neisseria sp.
インフルエンザ菌（H. influenza）
±黄色ブドウ球菌（鼻腔）

胃
±H. pylori

下気道
通常は無菌

大腸と直腸
Bacteroides 属
Fusobacterium 属
Bifidobacterium 属
Clostridium 属
腸球菌属（Enterococcus）
乳酸桿菌（Lactobacillus）
Streptococcus bovis
大腸菌群
　——大腸菌（E. coli）
　——Enterobacter 属
　——Citrobacter 属

小腸
近位
　　——乳酸桿菌属
　　——腸球菌属
遠位
　　——乳酸桿菌属
　　——腸球菌属
　　——Bacteroides 属
　　——大腸菌群

どこでも
表皮ブドウ球菌
Corynebacterium 属

尿生殖路＊
乳酸桿菌属
Corynebacterium 属
連鎖球菌（Streptococcus）属
Candida 属
大腸菌
＊＝尿路では，前部尿道のみにコロニー形成を認めるはずである。

APPENDIX 2

活性スペクトラム

活性スペクトラムに関する注意

活性スペクトラムとは，通常，「この薬剤は，この微生物をカバーしているのか？」を示すと考えられる。大切なことはこれが過度に単純化されていることである。より正確な記載はこうである——「この患者で，私が懸念する起因菌が，この抗菌薬に感受性のある確率は，生体外でどのくらいか？」。重要な鍵は「確率」と「この患者で」である。いくつかの抗菌薬は常に一部の生物に対し活性があるが〔例えば，ペニシリン（penicillin）と A 群連鎖球菌（*Streptococcus pyogenes*）〕，かなりの数の抗菌薬は，安全な濃度では一部の生物に対し決して活性があるとはいえない〔例えば，バンコマイシン（vancomycin）と大腸菌（*Escherichia coli*）〕。しかし，より一般的には，微生物の異なる分離株全体で，感受性にはある程度の変動があるとされる。そして，この変動には，さらなる変動があるのだ！　例えば，**表 A-1** は，三つの医療機関（主要医療センター，救急病院，地域小児病院）における大腸菌のシプロフロキサシン（ciprofloxacin）に対する感受性を説明する。これらの医療機関はすべて同じ都市にある（この例は実際のデータに基づくが，施設名は「無実の」施設を保護するため伏せている）。

変動の一つの鍵となる側面は，時間である。1998 年に主要医療センターで，シプロフロキサシンが入院患者から分離した大腸菌に

APPENDIX 2   313

表A-1 三つの医療機関におけるシプロフロキサシンに対する大腸菌の
感受性

抗菌薬	微生物	年	場所	感受性(%)
シプロフロキサシン	大腸菌	1988	主要医療センター：成人	96.3
シプロフロキサシン	大腸菌	2008	主要医療センター：成人	58.0
シプロフロキサシン	大腸菌	2008	救急病院	85.0
シプロフロキサシン	大腸菌	2008	地域小児病院	94.0

対して優れた活性があったことがわかる。次の10年間で，この活
性は急激に減少した。このように，活性スペクトラムに関する文献
を読むときは「いつ」をとらえておくことが大切である。残念なこと
に，一般的傾向として，感受性は時間とともに減少していく。変動
のもう一つの側面は，「どこ」である。救急病院は主要医療センター
からみて，ちょうど町の反対側にある。しかし，救急病院の患者間
では，シプロフロキサシンはずっと高い活性を示す。感受性におい
てはかなりの地理的変動が，国や州，地域で存在する場合がある。
ここで例示されるように，同じ都市内でさえも顕著に表れる。地域
小児病院の患者間で，大腸菌に対するシプロフロキサシンの優れた
活性が示されているように，このケースで変動が最も関連している
最後の側面は，「誰」である。地域小児病院は主要医療センターの中
にあるので，地理そのものは問題ではない。地域小児病院の患者は
フルオロキノロン系抗菌薬に暴露しにくい。したがって，患者同士
がお互いに耐性微生物を出現させ，広める可能性は低い。つまり，
質問「シプロフロキサシンは，この都市で大腸菌をカバーするか？」
にできる限り答えるならば，データがいつ集められたのか，患者が
どこで感染したのか，そして，患者が(耐性の危険因子の観点で)ど
のような患者であるのかは知っておきたい。

314   APPENDIX 2

その注意とともに，異なる薬剤・微生物の組み合わせで，異なる感受性の比率をすべて頭にいれておくことは誰にもできない。したがって，第一段階は感受性の一般的パターンを学ぶことである。**表 A-2** と **A-3** は，通常の（大部分の地域と患者集団の平均），臨床的に役立つ（試験管の中だけで優れているのではなく），初期治療の抗菌薬，抗真菌薬の活性スペクトラムを示す。

APPENDIX 2　315

表 A-2　抗菌薬の初期治療選択のための臨床的に有用な活性スペクトラム

	MSSA	MRSA	Strep	腸球菌	GNR	Pseudo	嫌気性菌*	非定型起因菌
ペニシリン G (penicillin G)			++	+				
ピペラシリン (piperacillin)			++	+	+	++		
アンピシリン／スルバクタム (ampicillin, Amp/sulbactam, Sulb)	++		++	++	+		++	
ピペラシリン／タゾバクタム (piperacillin, Pip/tazobactam, Tazo)	++		++	++	++	++	++	
セファゾリン (cefazolin)	++		++		+			
セフロキシム (cefuroxime)	+		+		++			
セフォテタン (cefotetan)	+		+		++		++	
セフトリアキソン (ceftriaxone)	+		++		++			
セフタジジム (ceftazidime)					++	++		
セフェピム (cefepime)	+		++		++	++		
セフタロリン (ceftaroline)	++	++	++		++			
アズトレオナム (aztreonam)					++	++		
イミペネム／メロペネム／ドリペネム (imipenem, Imi/meropenem, Mero/doripenem, Dori)	++		++	+	++	++	++	
エルタペネム (ertapenem)	++		++		++		++	

（つづく）

	MSSA	MRSA	Strep	腸球菌	GNR	Pseudo	嫌気性菌*	非定型起因菌
ゲンタマイシン／トブラマイシン (gentamicin, gent/tobramy-cin, tobra)	(syn†)		(syn†)	(syn†)	++	++		
シプロフロキサシン (ciprofloxacin)	+/−				++	+		+
レボフロキサシン (levofloxacin)	++		++	+/−	++	+		++
モキシフロキサシン (moxifloxacin)	++		++	+/−	++		+	++
ドキシサイクリン (doxycycline)	+	+/−	+	+/−	+			++
チゲサイクリン (tigecycline)	++	++	++	++	++		++	++
クリンダマイシン (clindamycin)	++	+	++				+	
バンコマイシン	++	++	++	++				
アジスロマイシン (azithromycin)	+/−		+		+			++
メトロニダゾール (metronidazole)							++	
テリスロマイシン (telithromycin)	+		++		+			++
ダプトマイシン (daptomycin)	++	++	++	++				
リネゾリド (linezolid)	++	++	++	++				
キヌプリスチン／ダルフォプリスチン (quinupristin, quin/dalfo-pristin, dalf)	++	++	++	++				

（つづく）

	MSSA	MRSA	Strep	腸球菌	GNR	Pseudo	嫌気性菌*	非定型起因菌
ニトロフラントイン(nitrofurantoin)				+	+			
ホスホマイシン(fosfomycin)				+	++			
トリメトプリム／スルファメトキサゾール (trimethoprim, TMP/sulfamethoxazole, SMX)	++	+	+/-		+			

++＝十分な活性あり。＋＝やや活性あり。＋/-＝変わりやすい活性

*＝ここでの嫌気性菌は Clostridium difficile 以外の消化管嫌気性菌を指す。この表の中でそれらに対して十分な臨床活性がある唯一の抗菌薬はバンコマイシンとメトロニダゾールである。

†＝細胞壁に対し活性がある薬剤(例えば、βラクタム系抗菌薬、バンコマイシン系抗菌薬、アミノグリコシド系抗菌薬)は腸球菌活性を示す。この薬は有用な相乗作用として対するグラム陽性球菌を示す。

MSSA ＝メチシリン感受性黄色ブドウ球菌(methicillin-sensitive Staphylococcus aureus)
MRSA ＝メチシリン耐性黄色ブドウ球菌(methicillin-resistant Staphylococcus aureus)
Strep ＝連鎖球菌(streptococci)
GNR ＝好気性のグラム陰性桿菌(Gram-negative rods)(一般に緑膿菌は含まない)
Pseudo ＝緑膿菌(Pseudomonas aeruginosa)

表 A-3 抗真菌薬の初期選択のための臨床的に有用な活性スペクトラム

	Candida albicans, C. parapsilosis, C. tropicalis	Candida glabrata	Candida krusei	Cryptococcus 属	Aspergillus 属	接合菌類 (Zygomycetes)
フルコナゾール (fluconazole)	++	+/-		++		
イトラコナゾール (itraconazole)	++	+/-	+/-	++	+	
ボリコナゾール (voriconazole)	++	+	++	++	++	
ポサコナゾール (posaconazole)	++	+	++	++	++	+
アムホテリシン (amphotericin)	++	+	++	++	++	++
アニデュラファンギン/カスポファンギン/ミカファンギン (anidulafungin, anidula/caspofungin, caspo/micafungin, mica)	++	++	++		+	

++＝十分な活性あり．+＝やや活性あり．+/-＝変わりやすい活性

一般的な感染症に対する初期治療レジメ

APPENDIX 3

感染	一般的な起因菌	患者・感染因子	初期治療導入時の選択肢
市中肺炎	肺炎球菌 (*Streptococcus pneumonia*) インフルエンザ菌 (*Haemophilus influenza*) *Mycoplasma* 属 *Chlamydophilia pneumonia* *Legionella pneumophila*	健康かつ最近抗菌薬暴露のない外来患者	ドキシサイクリン (doxycycline)，またはアジスロマイシン (azithromycin)，またはクラリスロマイシン (clarithromycin)
		併存症，あるいは最近抗菌薬暴露のある外来患者	レボフロキサシン (levofloxacin)，またはモキシフロキサシン (moxifloxacin)，またはゲミフロキサシン (gemifloxacin) ─せんくは─ アモキシシリン (amoxicillin)，またはアモキシシリン/クラブラン酸 (amoxicillin/clavulanate)，またはセフロキシム (cefuroxime) ─プラスして─ アジスロマイシン，またはクラリスロマイシン
		非ICU入院患者	レボフロキサシン，またはモキシフロキサシン ─せんくは─ セフトリアキソン (ceftriaxone)，またはセフォタキシム (cefotaxime)，またはアンピシリン (ampicillin)，またはエルタペネム (ertapenem) ─プラスして─ アジスロマイシン，またはクラリスロマイシン，またはドキシサイクリン

（つづく）

感染	一般的な起因菌	患者・感染因子	初期治療導入時の選択肢
		ICU入院患者	セフトリアキソン、またはセフォタキシム、またはアンピシリン/スルバクタム (ampicillin/sulbactam) —プラスして— アジスロマイシン、またはレボフロキサシン、またはモキシフロキサシン
医療関連肺炎	肺炎球菌 インフルエンザ菌 黄色ブドウ球菌 (Staphylococcus aureus) [メチシリン感受性黄色ブドウ球菌 (methicillin-sensitive Staphylococcus aureus, MSSA)] 大腸菌 (Escherichia coli) クレブシエラ (Klebsiella pneumonia)	発症早期（入院5日以内）で、最近抗菌薬曝露はない	セフトリアキソン、またはアンピシリン/スルバクタム、またはエルタペネム、またはレボフロキサシン、またはモキシフロキサシン、またはシプロフロキサシン (ciprofloxacin)

（つづく）

感染	一般的な起因菌	患者・感染因子	初期治療導入時の選択肢
	上記に加えて：黄色ブドウ球菌（メチシリン耐性黄色ブドウ球菌 (methicillin-resistant Staphylococcus aureus, MRSA)、Enterobacter 属種 Proteus 属種 Serratia 属種 緑膿菌 (Pseudomonas aeruginosa)	発症晩期（入院5日後）、もしくは最近抗菌薬暴露がある	セフェピム (cefepime)、またはセフタジジム (ceftazidime)、またはイミペネム (imipenem)、またはメロペネム (meropenem)、またはピペラシリン/タゾバクタム (piperacillin/tazobactam)、またはアズトレオナム (aztreonam) —プラスして— シプロフロキサシン、またはレボフロキサシン、またはゲンタマイシン (gentamicin)、またはトブラマイシン (tobramycin)、またはアミカシン (amikacin) —プラスして— バンコマイシン (vancomycin)、またはリネゾリド (linezolid)
中耳炎	肺炎球菌 インフルエンザ菌 Moraxella catarrhalis	体温39℃以下、および軽度〜中等度の耳痛	アモキシシリン、またはセフポドキシム (cefpodoxime)、またはアジスロマイシン
		体温39℃以上、もしくは重度の耳痛	アモキシシリン/クラブラン酸、またはセフトリアキソン

（つづく）

感染	一般的な起因菌	患者・感染因子	初期治療導入時の選択肢
咽頭炎	ウイルス A群連鎖球菌 (Streptococcus pyogenes)	A群連鎖球菌感染が確実、またはハイリスク	ペニシリン VK (penicillin VK)、またはセファレキシン、またはアジスロマイシン
尿路感染症	大腸菌 Proteus 属種 クラブシエラ 腐生ブドウ球菌 (Staphylococcus saprophyticus)	50歳未満の健康な女性における、合併症のない市中感染による下部尿路感染症	トリメトプリム／スルファメトキサゾール (trimethoprim、TMP/sulfamethoxazole、SMX)、またはシプロフロキサシン、またはレボフロキサシン、またはニトロフラントイン (nitrofurantoin)、またはホスホマイシン (fosfomycin)
	腸球菌属 (Enterococcus) 種	市中感染による尿路感染症または腎盂腎炎	シプロフロキサシン、またはレボフロキサシン、またはセフトリアキソン、またはエルタペネム
	上記に加えて： Enterobacter 属種 緑膿菌	院内感染による尿路感染症または腎盂腎炎	セフタジジム、またはセフェピム、またはメロペネム、またはイミペネム
皮膚・軟部組織感染症	A群連鎖球菌 黄色ブドウ球菌	MRSAローリスク	セファゾリン (cefazolin)、またはナフシリン (nafcillin)、またはセファレキシン (cephalexin)、またはジクロキサシリン (dicloxacillin)

（つづく）

APPENDIX 3　323

感染	一般的な起因菌	患者・感染因子	初期治療導入時の選択肢
		MRSAハイリスク	バンコマイシン、またはリネゾリド、またはクリンダマイシン(clindamycin) —もしくは— セファレキシン、またはジクロキサシリン —プラスして— ドキシサイクリン、またはTMP/SMX
	上記に加えて： 大腸菌 Proteus 属種 クレブシエラ Bacteroides fragilis 腸球菌属種 緑膿菌	糖尿病性足感染症(中等度～重度)	セフトリアキソン、またはアンピシリン/スルバクタム、またはピペラシリン/タゾバクタム、またはエルタペネム —もしくは— レボフロキサシン、またはシプロフロキサシン —プラスして— クリンダマイシン —すべてに併用/非併用— バンコマイシン
腹腔内感染症	大腸菌 Proteus 属種 クレブシエラ Bacteroides fragilis 腸球菌属種 緑色連鎖球菌(Streptococcus)群	市中感染性、軽度～中等度	エルタペネム、またはモキシフロキサシン、またはチゲサイクリン(tigecycline) —もしくは— セファゾリン、またはセフトリアキソン、またはレボフロキサシン、またはシプロフロキサシン —プラスして— メトロニダゾール(metronidazole)

（つづく）

感染	一般的な起因菌	患者・感染因子	初期治療導入時の選択肢
	上記に加えて：緑膿菌 *Enterobacter* 属種 *Serratia* 属種	市中感染性、重度またはハイリスク患者 もしくは 院内感染性（あらゆる重症度の患者）	ピペラシリン/タゾバクタム、またはイミペネム、またはメロペネム ―もしくは― セフタジジム、またはセフェピム ―プラスして― メトロニダゾール ―すべてに併用/非併用― バンコマイシン
市中感染 性髄膜炎	肺炎球菌 髄膜炎菌（*Neisseria menigitidis*） 上記に加えて：リステリア菌（*Listeria monocytogenes*）	健康な2～50歳 / 50歳以上または免疫不全患者	セフトリアキソン ―プラスして― バンコマイシン / セフトリアキソン ―プラスして― バンコマイシン ―プラスして― アンピシリン
医療関連 感染によ る感染性 下痢	*C. difficile*	軽度・中等度の感染症 / 重度の感染症 / 合併のある重篤感染（例えば、腸閉塞）	メトロニダゾール(経口) / バンコマイシン(経口)、またはfidaxomicin / バンコマイシン(経口) ―プラスして― メトロニダゾール静注

（つづく）

APPENDIX 3 325

感染	一般的な起因菌	患者・感染因子	初期治療導入時の選択肢
市中感染による感染性下痢	赤痢菌属 (Shigel-la) Salmonella 属 大腸菌 Campylobacter 属 C. difficile (稀に)	上記参照	フルオロキノロン系抗菌薬、または TMP/SMX

索引

Ch：Chapter

和　文

あ

亜鉛（Zinc）**Ch 3**…28

アキレス腱断裂（Achilles tendon rupture）**Ch 8**…111

アシクロビル（acyclovir）**Ch 3**…27
・概要 **Ch 32**…231-233

アジスロマイシン（azithromycin）**Ch 2**…19
・説明（described）**Ch 11**…127-130

アジスロマイシン（z-max）**Ch 11**…128

アズトレオナム（aztreonam）**Ch 6**…49
・説明（described）**Ch 6**…99-10

アスペルスギルス症（aspergillosis）**Ch 2**…20, **Ch 29**…209, 211, 213, 215

アセタゾラミド（acetazolamide）**Ch 17**…154

アセトアミノフェン（acetaminophen）**Ch 27**…196-197

アゾール系抗真菌薬（azoles）**Ch 27**…195, **Ch 30**…221　各，薬を参照
・抗真菌薬（antifungals）**Ch 3**…32
・アゾール系抗真菌薬について（introduction to）**Ch 29**…203

アタザナビル（atazanavir ATZ）**Ch 3**…28, **Ch 35**…246
・説明（described）**Ch 35**…254-259

アーテミシニン（arteminsins）**Ch 40**…288

アデノウィルス（adenovirus）**Ch 38**…277

アデノウィルス（advenovirus）**Ch 1**…7

アデフォビル（adefovir）**Ch 39**…281

アトバコン（atovaquone）
・説明（described）**Ch 42**…295-297

アナフィラキシー（anaphylaxis）**Ch 5**…41, **Ch 6**…49, 76

アニデュラファンギン（anidulafungin, described）**Ch 30**…221-224

アバカビル abacavir（ABC），described, **Ch 35**…245-248

アマンタジン（amandatine）**Ch 34**…239

アミカシン（amikacin, described）**Ch 9**…115-119

アミノグリコシド（Aminoglycosides and）**Ch 9**…115-116

アミノグリコシド系抗菌薬（aminoglycosides）**Ch 6**…65, 100, **Ch 19**…159, **Ch 21**…171, **Ch 44**…305
・抗菌活性（antibacterial activity of）**Ch 4**…38
・概要（described）**Ch 9**…115-119

アミノペニシリン系抗菌薬（aminopenicillins）**Ch 3**…27, **Ch 6**…54, 63-65

アメリカ鉤虫（necator americanus）**Ch 43**…299

アムホテリシン B の脂質製剤（lipid formulations of amphotericin B described）**Ch 27**…195-198

アムホテリシン B（amphotericin B）**Ch 28**…199-201 **Ch 29**…205, 213-214
・概要（described）**Ch 27**…195-198
・ポサコナゾール形成（formulation of posaconazole）**Ch 29**…219
・脂質複合製剤（lipid complex）**Ch 27**…195

アムホテリシン B コロイド（amphotericin B colloidal）
・アムホテリシン B コロイド分散製剤 dispersion（ABCD）**Ch 27**…195-198

アモジアキン（amodiaquine, described）**Ch 41**…291-294

アモキシシリン（amoxicillin）**Ch 11**…129
・概要（described）**Ch 6**…63-65

アモキシシリン／クラブラン酸（amoxicillin/clavulanate）
・概要（described）**Ch 6**…71-74

アルコール（alcohol）**Ch 6**…80, **Ch 13**…136, **Ch 23**…178

索引 **327**

アルブミン（albumin）**Ch 3**…29
アルベンダゾール（albendazole）
　・概要（described）**Ch 43**…299-301
　・プログアニル（proguanil）**Ch 40**…288
アルベンダゾールの系口吸収（oral absorption of albendazole）**Ch 43**…300
アルミニウム（aluminium）**Ch 3**…28
アンピシリン（ampicillin）**Ch 2**…21, **Ch 6**…67, 72, 86
　・概要（described）**Ch 6**…63-65
アンピシリン／スルバクタム（ampicillin/sulbactam, described）**Ch 6**…71-74
アラビノガラクタン（arabinogalactan）**Ch 25**…185
　・細胞壁の多糖類成分（cell wall polysaccharides components）**Ch 21**…169
α溶血（α-hemolysis）**Ch 1**…9

い
胃液酸度（gastric acidity for absorption）**Ch 3**…27
糸状菌（mold infections, voriconazole, treatment of）**Ch 29**…213
糸状虫（Heartworms）**Ch 45**…309
イトラコナゾール（itroconazole）**Ch 3**…28, **Ch 29**…203, 213, 217
　・説明（described）**Ch 29**…209-211
遺伝物質（genetic material of virus）**Ch 31**…228
イソニアシド（isoniazid）**Ch 3**…28, **Ch 22**…175, **Ch 25**…186
　・説明（described）**Ch 23**…177-179
イベルメクチン（ivermectin）**Ch 40**…288
　・説明（described）**Ch 45**…307-309
イミペネム Imipenem
　・シラスタチン（cilastatin）**Ch 2**…21
　・説明（described）**Ch6**…95-98
医療関連感染（Nosocomial infections）**Ch 6**…65, 69, 73, 85, 88, 89, 96, 100
陰茎腫瘍（Penile ulcers）**Ch 33**…236
インスリン（insulin）**Ch35**…247, **Ch 41**…293, **Ch 44**…304, 305
インターフェロンα2a（interferon-α2a, described）**Ch 36**…269-272
インターフェロンβ2b（interferon-β2b, described）**Ch 36**…269-272

インターフェロン（interferons）**Ch 37**…272-275, **Ch 38**…277-278
　・説明（described）**Ch 36**…269-272
インターフェロン（抗ウィルス性）（antiviral interferons, described）**Ch 36**…269-272
インテグラーゼ阻害薬（integrase strand transfer inhibitors INSTI）**Ch 35**…261-263
咽頭炎（pharyngitis）**Ch 6**…57
　・連鎖球菌性（streptococcal）**Ch 6**…65
インジナビル（indinavir IDV described）**Ch35**…255-259
院内肺炎（Nosocomial pneumonia）**Ch 6**…74, 88, 93, 98
院内肺炎（Hospital acquired pneumonia）**Ch 2**…20, **Ch 6**…92
インフルエンザ（flu）**Ch36**…270
インフルエンザウィルス（influenza）**Ch 1**…7, **Ch 31**…227, **Ch 34**…239-241, **Ch 38**…277

う
ウィルス（virus）**Ch 1**…3, **Ch 34**…239
　・細胞侵入（cell entry）**Ch 31**…228
　・説明（described）**Ch 31**…227-230
　・遺伝子（genetic material of）**Ch 31**…229
　・複製（replication）**Ch 31**…228
　・構造（structure of）**Ch 31**…228
ウィルスエンベロープ（viral envelope）**Ch 31**…228
ウィルス感染に対する薬物治療（viral infections, pharmacotherapy）**Ch 31**…228
ウィルス性肝炎（viral hepatitis）**Ch 37**…275
ウィルスの核酸（viral nucleic acid）**Ch 31**　228
ウィルスの生活環（viral life cycle）**Ch 31**…228-229
ウィルスの指向性（CXCR4）**Ch 35**…267
ウィルスの複製（viral replication）**Ch 33**…235, **Ch 34**…240
うつ病（depression）**Ch 35**…250, **Ch 36**…270, 271, **Ch 41**…293

え
エキノキャンディン（echinocandins）**Ch 27**…195, **Ch 29**…207, 215
　・説明（described）**Ch 30**…221-224
エタノール（ethanol）**Ch 6**…80

エタンブトール (ethambutol EMB described) **Ch 25**…185-187

エトラビリン (etravirine ETR) **Ch 3**…32
・説明 (described) **Ch 35**…249-253

エピジコム (epzicom) **Ch 35**…245

エファビレンツ (Efavirenz EFV described) **Ch 35**…249-253

エプスタインバーウィルス (Epstein-barr virus EBV) **Ch 1**…4, **Ch 32**…232, **Ch 33**…236

エムトリシタビン/アトリプラ (atripla) **Ch 35**…249, 252

エムトリシタビン (complera) **Ch 35**…249

エムトリシタビン (emtricitabine FTC) **Ch 35**…249, 252, 261-263
・説明 (described) **Ch35**…245-248

エリスロマイシン (erythromycin) **Ch18**…157
・説明 (described) **Ch 11**…127-130

エルタペネム (ertapenem described) **Ch 6**…95-98

エルビテグラビル (elvitegravir EVG) **Ch 35**…261-263

エンテカビル (entecavir) **Ch 39**…281

お

嘔気 (nausea) **Ch 10**…122, **Ch 11**…128, **Ch 13**…136, **Ch 14**…140, **Ch 20**…164, **Ch 22**…174, **Ch 29**…218, **Ch 32**…232, **Ch 33**…236, **Ch 34**…240, **Ch 35**…246, 257, **Ch 37**…274, **Ch 41**…293, **Ch 42**…296

黄疸 (Jaundice) **Ch 35**…251

嘔吐 (vomiting) **Ch 10**…123, **Ch 11**…128, **Ch 13**…136, **Ch 14**…140, **Ch 22**…174, **Ch 33**…236, **Ch 34**…240, **Ch 35**…246, 257, **Ch 42**…296

横紋筋融解症 (rhabdomyolysis) **Ch 35**…262

黄熱ウィルス (yellow fever) **Ch 1**…7

悪寒 (Chills) **Ch 27**…196

オキサシリン (oxacillin) **Ch 2**…21, 22
・説明 (described) **Ch 6**…59-61

オキサゾリジノン系抗菌薬 (oxazolidinones described) **Ch 12**…131-133

オセルタミビル (oseltamivir described) **Ch 34**…239-241

か

外陰膣カンジタ症 (vulvovaginal candidiasis) **Ch 29**…206

回虫 (Roundworms) **Ch 40**…287, **Ch 43**…299, **Ch 45**…308

回虫 ascaris 属 (ascaris) **Ch 1**…5, **Ch 40**…288
・(ascaris lumbricoides) **Ch 43**…299

化学薬品による抗菌治療 (antimicrobial chemotherapy) **Ch 2**…16

過剰感染症候群 (Hyperinfection syndrome, stronglyoides) **Ch 45**…307

カスポファンギン (caspofungin) **Ch 2**…20
・説明 (Described) **Ch 30**…221-224

河川盲目症 (river blindness) **Ch 45**…307, 308

カレトラ (Kaletra) **Ch35**…255, 256

過敏症 (Hypersensitivity) **Ch 22**…174, **Ch 23**…178, **Ch 35**…246, 250-251

カプシド (capsid) **Ch 31**…229

カプソメア (capsomeres) **Ch 31**…229

カリウム保持性利尿薬 (potassium sparing diuretics) **Ch 17**…153

カルシウム (Calcium) **Ch 3**…28

カルシウムチャネル拮抗薬 (Calcium channel blockers) **Ch 35**…258

カルシニューリン阻害薬 (Calcineurin inhibitors) **Ch 29**…215

カルバセフェム系 (carbacephems) **Ch 6**…81

カルバペネム系抗菌薬 (carbapenems and) **Ch 6**…95-96

カルバペネム系抗菌薬 (carbapenems) **Ch 6**…49, 53
・抗菌活性 (antibacterial activity of) **Ch 4**…38
・説明 (described) **Ch 6**…95-98
・肺炎 (pneumonia and) **Ch 6**…97
・腎臓機能障害 (renal function/dysfunction and) **Ch 6**…98

カルバペネム耐性腸内細菌 (carbapenem-resistant enterobacteriaceae CRE) **Ch 19**…159

カルベニシリン (carbenicillin, described) **Ch 6**…67-69

肝移植 (liver transplant) **Ch2**…19

肝炎 (Hepatitis) **Ch 13**…136, **Ch 35**…250, 257
・ピラジナミド (pyrazinamide and) **Ch 24**…181-183

感覚障害, ミノサイクリン (sensory system, minocycline) **Ch 10**…123

肝機能障害 (Hepatic dysfunction) **Ch 10**…123, **Ch 11**…128, **Ch 12**…133, **Ch 35**…250

環状リポペプチド系抗菌薬（lipopeptides cyclic, described）Ch 16…147-149

ガンシクロビル（ganciclovir, described）Ch 33 …235-238

肝腫瘍（liver abscess）Ch 43…299

環状リポペプチド系抗菌薬（Cyclic lipopeptides, described）Ch 16… 147-149

感染症治療例, ケーススタディ（infectious diseases, general approach to case study）Ch 2…21-22

・最適利用（definitive therapy）Ch 2…18, 20-21

・初期治療（empiric therapy）Ch 2…17, 20

・予防投与（prophylactic therapy）Ch 2…16, 19

・迅速な診断法（rapid diagnostics）Ch 2…22

冠動脈疾患（coronary artery disease）Ch 2…21

肝毒性/肝障害（hepatotoxicity）Ch 22…174, Ch 24…182, Ch 25…186, Ch 29…206, 210, 214, 218, Ch 30…222, Ch 35…250, 253, 257, 265-267, Ch 43…304

・阻害薬と融合阻害薬（entry and fusion inhibitors and）Ch 35…265-267

・イソニアジド（isoniazid and）Ch 23…178

・非核酸系逆転写酵素阻害薬（non-nucleoside reverse transcriptase inhibitors NNRTIs and）Ch35…250

・テリスロマイシン（telithromycins, risk of）Ch 11…127

脂肪肝（Hepatic steatosis）Ch 35…247

感受性検査（Microbiological susceptibility testing）Ch 3…30

き

気管支炎（bronchitis）Ch 10…124

気管支痙攣（bronchospasm）Ch 34…240

気管支攣縮（bronchoconstriction）Ch 44…304

寄生虫（Parasites）Ch 1…5

寄生虫症（Worm infections, intestinal）Ch 43… 299, 300

気道感染症（respiratory tract infections）Ch 10 …124, Ch 11…130

・下気道感染症（lower）Ch 6…85, 89, Ch 11 …130

・上気道感染症（upper）Ch 6…65, 81, Ch 11 …130

希釈用マイクロプレート（Microdilution plates）Ch 4…33

キニーネ中毒（Cinchonism, syndrome of）Ch 41 …293

キニジン（Quinidine described）Ch 41…291-294

キヌプリスチン（quinupristin described）Ch 15 …143-145

キノリン系抗寄生虫薬（Quinolones）Ch 40… 288

・説明（described）Ch 41…291-294

偽膜性大腸炎（pseudomembranous colitis）Ch 20…165

逆転写酵素（reverse transcriptase）Ch 31…229

吸収, 抗菌薬 absorption, antibiotic

・薬物動態 pharmacokinetics Ch 3…25-28

・定義 Ch 3…25-28

・例 Ch 3…27-28

急性間質性腎炎（acute interstitial nephritis AIN）Ch 6…49, 60, Ch 17…152, Ch 32…232

急性腎機能障害（acute kidney injury）Ch 19… 160

（脂肪組織 adipose tissue, 薬剤分布 drug distribution into）Ch 3…30

吸虫（trematodes）Ch 40…287

吸虫（flukes）Ch 40…287

急性肺炎（pneumonitis）Ch 14…140

狂犬病ウィルス（Rabies）Ch 1…6

蟯虫（pinworms）Ch 43…299

蟯虫（enterobius uermicularis）Ch 43…299

蠕虫（Helminths）Ch 1…5, Ch 40…287

筋炎（myositis）Ch 35…262

菌血症（bacteremia）Ch 16…149, Ch 19…162

筋骨格系障害（musculoskeletal system）

・フルオロキノロン系抗菌薬（fluroquinolones and）Ch 8…111

筋肉痛（myalgia）Ch 15…144, Ch 45…308

筋膜炎（fasciitis）Ch 18…157

く

グアノシンのヌクレオシド類似体（Guanosine, nucleoside analogue of）Ch 38…277

クモノスカビ（rhizopus）Ch 26…191

クラブラン（Clavulanate）アモキシシリンとタイカルシリンを参照。（See Amoxicillin/clavulanate, described: Ticarcillin/clavulanate, described）

グラム陰性 (gram negative organisms) Ch 1…
4, 7, Ch 21…169
・アミノグリコシド (aminoglycosides and)
Ch 9…116, 119
・細胞壁 (cell walls of) Ch 1…7
・培養されにくい細菌 (fastidious organisms)
Ch 1…13
・フルオロキノロン (fluoroquinolones and)
Ch 8…109, 110, 111
・ブドウ菌/（ラクトース発酵）glucose/lac-
tose fermentation) Ch 1…13
・グリコペプチド (glycopeptides and) Ch 7
…104
・グラム染色 (Gram's stain, described) Ch 1
…5-13
・形態 (morphology) Ch 1…8, 9
グラム陰性嫌気性菌 (Gram negative anaerobes)
Ch 13…136
グラム陰性桿菌 (Gram negative rods GNRs) Ch
2…21, Ch 6…96, Ch 10…122, Ch 11…
128, Ch 16…147, Ch 17…152, Ch 18…
155, 156, Ch 20…163
・セファロスポリン系抗菌薬 (cephalosporins
and) Ch 6…77, 79, 81, 83, 84, 87-92
・グラム染色 (Gram's stain described) Ch 1
…13
・モノバクタム系抗菌薬 (monobactams and)
Ch 6…99-101
・オキサゾリジノン系抗菌薬 (oxazolidinones
and) Ch 12…131
・ペニシリン (penicillins and) Ch 6…53, 54,
59-64, 67, 71, 72, 73
・ポリミキシン系抗菌薬 (polymyxins and)
Ch 19…159
グラム陽性 (Gram positive organisms) Ch 1…
4, 7, Ch 2…17, 22, Ch 6…99, Ch 13…
136, Ch 18…155, 156, Ch 19…160, Ch
21…169
・アミノグリコシド (aminoglycosides and)
Ch 9…116, 119
・βラクタム系抗菌薬 (beta lactams and) Ch
7…106, Ch 16…147
・生物学検査と培地上のみえ方 (biochemistry
and appearance on agar) Ch 1…10
・細胞壁 (cell walls of) Ch 1…7
・セファロスポリン系抗菌薬 (cephalosporins
and) Ch 6…79, 84, 87, 88

・コロニーの集団形成 (colony clustering) Ch
1…10
・環状リポペプチド系抗菌薬 (cyclic lipopep-
tides and) Ch 16…147, 148, 149
・フルオロキノロン (fluoroquinolones and)
Ch 8…109
・グリコペプチド (glycopeptides and) Ch 7
…103, 106
・グラム染色 (Gram's stain, described) Ch 1
…5-13
・オキサゾリジノン系抗菌薬 (oxazolidinones
and) Ch 12…133
・ペニシリン (penicillins and) Ch 6…63, 69
・形態学的検査 (rapid identification based on
morphology) Ch 1…8-9
・バンコマイシン (vancomycins and) Ch 7…
103, 107
グラム染色 (Gram's stain) Ch 2…17, 21
・説明 (described) Ch 1…4-13
クラリスロマイシン (Clarithromycin, described)
Ch 11…127
グリコペプチド (glycopeptides) Ch 14…139
・アミノグリコシド (aminoglycosides and)
Ch 9…115, 116
・説明 (described) Ch 7…103-107
グリシルサイクリン (glycylcyclines, described)
Ch 10…121-125
クリスタルバイオレット（グラム染色）(Crystal
violet) Ch 1…5
グリピジド (glipizide) Ch 17…154
クリプトコッカス髄膜炎 (Cryptococcal menin-
gitis) Ch 27…198
クリンダマイシン (Clindamycin) Ch 2…22, Ch
40…288, Ch 41…294
・説明 (described) Ch 18…155-158
グルコース6リン酸デヒドロゲナーゼ (glucose
6 phosphate dehydrogenase G6PD)
Ch 41…292
クレアチンキナーゼ (CK) (Creatine kinase) Ch
16…148, 149
クレアチンホスホキナーゼ (Creatine phosphoki-
nase) Ch 35…262
クロキサシリン (Cloxacillin, described) Ch 6…
59-61
クロロキン (Chloroquine) Ch 40…287, Ch 42…
296
・説明 (Described) Ch 41…291-294

け

劇症肝不全（fulminant hepatic failure）Ch 35…250

経口抗菌薬の吸収例（oral antibiotics examples of absorption for）Ch 3…27

経口剤形（oral forumulation）
- フルコナゾール（of fluconazole）Ch 29…205
- イトラコナゾール（of itraconazole）Ch 29…210
- リネゾリド（of linezolid）Ch 12…132
- ボリコナゾール（of voriconazole）Ch 29…213

経口バンコマイシン（oral vancomycin）Ch 13…137

痙攣/発作（seizures）Ch 13…136, Ch 22…174, Ch 23…178, Ch 32…232
- βラクタム系抗菌薬（beta-lactams and）Ch 6…49-51, 96
- カルバペネム（carbapenems）Ch 6…96-97

血液学的な副作用（Hematologic adverse effects）Ch 36…270

血液中における抗菌薬の濃度（blood, concentration of antibiotic in）Ch 3…28

結晶化（Crystallization）Ch 32…232

結晶尿（Crystalluria）Ch 17…152

血糖値（blood pressure）Ch 41…292

血小板減少症（thrombocytopenia）Ch 12…132, Ch 36…270

血栓性血小板減少性紫斑病（thrombotic thrombocytopenic purpura）Ch 32…232

ケトコナゾール（Ketoconazole）Ch 29…203

ケトライド（Ketolides, described）Ch 11…127-130

下痢（diarrhea）Ch 10…123, Ch 20…165, Ch 29…210, Ch 32…232, Ch 33…236, Ch 35…246, 257, Ch 42…296
- clostridium（clostridium and）Ch 5…43, Ch 18…156
- マクロライド（macrolides and）Ch 11…127, 128
- メトロニダゾール（mitroimidazoles and）Ch 13…135, 136
- ペニシリン（penicillins and）Ch 6…53-54, 64, 74
- 旅行者（traveler's）Ch 11…130

幻覚/幻視（hallucinations）Ch 8…110, Ch 29…214

嫌気性菌（anaerobes）Ch 2…22, Ch 6…100, Ch 8…110, Ch 9…116, Ch 10…122, Ch 11…128, Ch 12…132, Ch 17…152, Ch 19…160
- カルバペネム系抗菌薬（carbapenems and）Ch 6…95, 97
- セファロスポリン系抗菌薬（cephalosporins and）Ch 6…77, 79-83, 87, 93
- リンコサミド系抗菌薬（lincosamides and）Ch 18…155, 156
- ニトロイミダゾール系抗菌薬（nitroimidazoles and）Ch 13…135-138
- ペニシリン系抗菌薬（penicillins and）Ch 6…59, 63, 67, 71-74

原核生物（prokaryotes）Ch 1…4, Ch 31…227

血清病（serum sickness）Ch 5…41

血球減少症（Cytopenias）Ch 38…278

幻視（visual hallucinations）Ch 29…214

倦怠感/披露（fatigue）Ch 34…240, Ch 38…278, Ch 39…282

ゲンタマイシン（gentamicin described）Ch 9…115-119

腱断裂（Tendon rupture）Ch 8…111

原虫（protozoa）Ch 1…5, Ch 42…295

原虫（trichomonas）Ch 13…136

こ

広域抗菌薬（broader-spectrum agent）Ch 5…44

広域抗菌薬（broad spectrum antibacterial drugs）Ch 5…43-44

広域スペクトラム抗菌薬（broad-spectrum antibiotics）Ch 10…121

広域なスペクトラムを有する薬剤での治療（broad-spectrum therapy）Ch 2…18

広域なスペクトラムを持つアゾール系抗真菌薬（broader-spectrum azole）Ch 29…209-211

抗ウィルス薬（antiviral drugs described）Ch 31…227-230　各，薬を参照

抗 HIV 治療ペンダミジン（anti-HIV therapy, pendamidine）Ch 44…303

高カリウム血症（Hyperkalemia）Ch 17…153

高活性抗レトロウイルス療法（highly active antiretroviral therapy HAART）Ch35…255

抗感染薬（anti-infective drug）Ch 2…15
好気性菌（aerobes）Ch 2…22, Ch 6…74, 98, Ch 13…137, Ch 18…155
抗結核薬（antimycobacterial drugs introduction to）Ch 21…169-171　各，薬を参照
抗結核薬（antituberculosis drugs）Ch 3…32
口腔咽頭カンジダ症（oropharyngeal candidiasis）Ch 29…217, 219
抗寄生虫薬（antiparasitic drugs, introduction）Ch 40…287-289　各，薬を参照
抗菌薬（drugs）
・吸収（absorption impaired by）Ch 3…27
・抗真菌薬（antifungal）Ch 26…191-193
・抗結核薬（antimycobacterial）Ch 21…169-171
・抗寄生虫薬（antiparasitic drugs）Ch 40…287-289
・抗レトロウイルス薬（antiretroviral）Ch 35…243-244
・抗ウイルス薬（antiviral）Ch 31…227-230
・殺菌性抗菌薬を参照（bacteriostatic see bacteriostatic drugs）
・高い生物学的利用率（with high bioavailability）Ch 3…27
・相互作用（interactions）Ch 3…31
・低い生物学的利用（with low bioavailability）Ch 3…27
・蛋白結合率（protein-bound）Ch 3…29
抗菌による予防（antimicrobial prophylaxis）Ch 2…16
抗菌薬の感受性検査（susceptibility testing of antibiotics）Ch 4…33-35
抗菌薬（antimicrobial drug）Ch 2…15
抗菌薬（antimicrobial agents）Ch 2…18
抗菌薬（fidaxomicin）
・説明（described）Ch20…163-165
・メトロニダゾール（of metronidazole）Ch 13…136
抗菌薬アレルギー（allergy, antibiotic）Ch 5…41-42
抗菌薬アレルギー（antibiotic allergy）Ch 5…41-42
抗菌薬の使用による有害な結果（adverse consequences of antibiotics use）
・抗菌薬アレルギー（allergy）Ch 5…41-42
・ガイドライン（guidelines）Ch 5…44-45
・抗菌薬耐性（resistance）Ch 5…43-44

・重複（二次）感染（superinfection）Ch 5…42-43
・抗菌薬の毒性（toxicities）Ch 5…42
抗菌薬の耐性（antibiotic resistance）Ch 5…43-44
抗菌薬の耐性（resistance antibiotic）Ch 5…41, 43-44
抗菌薬の毒性（antibiotic toxicities）Ch 5…42
抗菌薬の毒性（toxicities, antibiotic）Ch 5…42, Ch 17…152, Ch 42…295
抗菌薬の薬力学（antibiotic pharmacodynamics defined）Ch 4…33
・薬物動態学的/薬力学的の関係（pharmacokinetic/pharmacodynamic relationships）Ch 4…37-38
・静菌 vs 殺菌（static versus cidal）Ch 4…36-37
・感受性検査（susceptibility testing）Ch 4…33-36
抗菌薬の薬物動態（antibiotic pharmacokinetics）
・吸収（absorption）Ch 3…25-28
・概要（defined）Ch 3…25
・分布（distribution）Ch 3…28-30
・代謝/排泄（metabolism/excretion）Ch 3…31-32
抗菌薬を使用しない（avoidance of antibiotics use）Ch 5…44
高血圧（Hypertension）Ch2…21
高血糖（Hyperglycemia）Ch 44…304
口腔内感染症（oral cavity infections）Ch 18…155, 159
抗真菌薬（antifungal drugs introduction to,）Ch 26…191　各，薬を参照
抗真菌薬物治療（antifungal pharmacotherapy）Ch 26…192-193
・アゾール系抗真菌薬（of azoles）Ch 29…203
・フルコナゾール（of fluconazole）Ch 29…205
・イトラコナゾール（of itraconazole）Ch 29…209
抗真菌薬薬物治療（pharmacotherapy antifungal）Ch 26…192-193
・B/C型肝炎（for HBV and HCV infection）Ch 36…271
・感染症（of infectious diseases）Ch 2…15
・抗酸菌症（of mycobacterial disease）Ch 21…170
・結核（tuberculosis）Ch 23…177

・ウィルス感染（of viral infections）Ch 31…
227
高脂質血症（Hyperlipidemia）Ch 35…247, 251
合剤（prevpac）Ch 11…129
抗生物質（antibiotic defined）Ch 2…15
酵素の阻害（inhibition of enzymes）Ch 3…31
酵素の誘導（induction of enzymes）Ch 3…31
抗酸菌（mycobacteria）Ch 9…119
・概要（introduction to）Ch21…169-171
好酸球性肺炎（eosinophilic pneumonia）Ch 16
…148
酵素, 薬物代謝（enzymes, drug-metabolizing）
Ch 3…31-32
抗単純ヘルペスウィルス薬（anti-herps simplex
virus described）Ch 32…231-233
硬直（rigors）Ch 27…196, 197
口蹄疫ウイルス（foot and mouth）Ch 1…7
好中球減少症（neutropenia）Ch 4…37, Ch 6…
98, Ch 9…118, Ch 29…216, Ch 30…224,
Ch 35…246, Ch 36…270, Ch 43…300
・セファロスポリン系抗菌薬（cephalosporins）
Ch 6…85, 88
・ポサコナゾール（posaconazole）Ch 29…
218, 219
鉤虫（ancylostoma）Ch 45…309
・ブラジル鉤虫 ancylostoma brazilenseCh
45…308
高尿酸血症（Hyperuricemia）Ch24…181-183
紅斑（erythema）Ch35…265-267
光線過敏症（photosensitivity）Ch 8…111, Ch 10
…123
酵母（Yeasts）Ch 1…5, Ch 26…192
抗ヒスタミン薬（antihistamines）Ch 7…104,
Ch 35…250
高ビリルビン血症（Hyperbilirubinemia）Ch6…
85
抗ブドウ球菌ペニシリン系抗菌薬（antistaphy-
lococcal penicillins）Ch 6…54, 59-61, 78
抗緑膿菌活性のあるペニシリン系抗菌薬（antip-
seudomonal penicillins）Ch 6…67-69
抗レトロウイルス薬（antiretroviral drugs, in-
troduction to）Ch 35…243-244
抗レトロウイルス薬（antiretrovirals）Ch 3…32
抗レトロウイルス治療インテグレーゼ阻害薬
（antiretroviral therapy, integrase inhibi-
tors）Ch 35…263
呼吸困難（dyspnea）Ch 14…140

コクシジオイデス症（Coccidioidomycosis）Ch
29…207
骨髄移植（bone marrow transplant）Ch 2…20
骨髄炎（osteomyelitis）Ch 4…37, Ch 9…118
骨髄抑制（bone marrow suppression）Ch 12…
132-133, Ch 17…152, Ch 28…200, Ch
35…246
骨盤内炎症疾患（Pelvic inflammatory disease）
Ch 10…124
コビシスタット（Cobicistat）Ch 35…261-263
コルチコステロイド（corticosteroids）Ch 43…
301
コンビビル（combivir）Ch 35…245

さ

催奇形性, リバビリン（birth defects, ribavirin）
Ch 38…278
細菌性膣症（Vaginosis）Ch 18…158
細菌の微生物学（bacteria, microbiology of）Ch
1…3-13
細菌の微生物学（Microbiology of bacteria）Ch
1…3-14
最小殺菌濃度（Minimal bactericidal concentra-
tion MBC）Ch 4…37
最小発育阻止濃度（minimum inhibitory con-
centrationMIC）Ch 3…29, Ch 4…33-35,
36-38, Ch 7…106
最適治療（definitive therapy）
・定義（defined）Ch 2…18-19
・例（examples of）Ch 2…19-20
サイトメガロウイルス CMV（Cytomegalovirus
CMV）Ch 1…4, Ch 32…232, Ch 33…
235-238
細胞膜, ウイルス（cell membrane, virus and）
Ch 31…228
サキナビル（Saquinavir SQV）Ch 35…255-259
殺菌性抗菌薬, 静菌性（bactericidal drugs, bac-
teriostatic versus）Ch 4…36-37
殺菌性抗菌薬 vs 静菌性抗菌薬（bacteriostatic
drugs versus bactericidal drugs）Ch 4…
36-37
・マクロライド系抗菌薬（macrolides）Ch 11
…127-130
座瘡（acne）Ch 18…158
条虫さなだむし（tapeworms）Ch 40…287
条虫/さなだむし（Cestodes）Ch 40…287
ザナミビル（Zanamivir）Ch 34…239-241

III型アラビノシル転移酵素 (arbinosyl transferaseIII) Ch 25…185

し

ジエチルカルバマジン (diethyl-carbamazine) Ch 40…288

C型肝炎ウイルス (hepatitis C virus HCV infection) Ch 36…269-271
・遺伝子型1型感染症 (genotype 1 infection) Ch 37…273-276
・プロテアーゼ酵素 (protease enzymes) Ch 37…275
・リバビリン (ribavirin) Ch 38…279
・治療 (treatment of) Ch 38…277

視覚障害 (vision problems) Ch 29…214

時間曲線下面積 (area under the concentration curve, "AUC") Ch 3…25

シクロスポリン (Cyclosporine) Ch 2…19, Ch 29…215, Ch 30…223

シクロデキストリン (Cyclodextrins) Ch 29…214, 215

ジクロキサシリン (dicloxacillin described) Ch 6…59-61

指向性 (tropism) Ch 35…267

自殺／希死念慮 (suicide) Ch 35…250, Ch 41…293

視神経炎 (neuritis optic) Ch 23…177-178, Ch 25…186, 187

シスプラチン (Cisplatin) Ch 9…116

ジスルフィラム (disulfiram) Ch 6…80, Ch 13…136

持続性ウイルス学的著効率 (sustained virologic response SVR) Ch 37…273

synercid (synercid) Ch 15…143

ジダノシン (didanosine ddI described) Ch 35…245-248

市中肺炎 (community-acquired pneumonia) Ch 2…20, Ch 11…129

シドホビル (Cidofovir, described) Ch 33…235-238

ジドブジン (Zidovudine ZDV AZT) Ch 35…243
・説明 (described) Ch 35…243-244

シプロフロキサシン (Ciproloxacin) Ch 2…20, Ch 3…27, Ch 10…124
・説明 (described) Ch 8…109-113

ジフェンヒドラミン (diphenhydramine) Ch 27…197

嗜眠状態し (drowsiness) Ch 35…250

出血 (bleeding) Ch 6…80

脂肪組織萎縮症 (lipoatrophy) Ch 35…247

脂肪組織萎縮症 (lipohypertrophy) Ch 35…251

消化管除菌 (bowel decontamination) Ch 19…161

小結節形成 (nodule formation) Ch 35…266

膿瘍 (abscesses) Ch 3…30

食物，抗菌薬の吸収 (food, antibiotics absorbed with) Ch 3…27, 28

消化管 (gastrointestinal GI tract) Ch 3…26, 27, Ch 20…163, 164
・テトラサイクリン (tetracyclines and) Ch 10…123

消化管潰瘍性疾患 (gastrointestinal ulcer disease) Ch 11…130, Ch 13…137

消化器障害 (gastrointestinal flora of humans) Ch 13…136

初期治療 (Empiric therapy) Ch 2…20
・定義 (defined) Ch 2…17
・例 (examples of) Ch 2…19

重複感染 (superinfection, antibiotic) Ch 5…42-43

視力，視神経炎 (visual acuity, optic neuritis) Ch 25…185-187

腎炎 (nephritis)
・急性間質性腎炎 (acute interstitial AIN) Ch 32…232
・腎盂腎炎 (pyelo) Ch 2…20, Ch 6…85, Ch 14…139, 141, Ch 17…153

腎炎；腎毒性も参照 (see also nephritis; nephrotoxicity)
・アミノグリコシド (aminoglycosides and) Ch 9…118, 119
・抗サイトメガロウイルス薬 (anti-cytomegalovirus agents and) Ch 33…236
・カルバペネム (carbapenems and) Ch 6…96, 97
・セファロスポリン (cephalosporins and) Ch 6…84-85
・環状リポペプチド系抗菌薬 (cyclic lipopeptides and) Ch 16…148, 149
・フルオロキノロン (fluoroquinolones and) Ch 8…110, 111

・ニトロフラン（nitrofurans）**Ch 14**…140, 141
・ペニシリン（penicillin）**Ch 6**…53, 59
・ポリミキシン系抗菌薬（polymyxins）**Ch 19**…158, 162
・ボリコナゾール（voriconazole）**Ch 29**…214, 215
腎盂腎炎（Pyelonephritis）**Ch 2**…20, **Ch 6**…85, **Ch 17**…153
・ニトロフラン系抗菌薬（nitorfurans and）**Ch 14**…139, 141
真菌・二形性真菌（dimorphic fungi）**Ch 1**…5, **Ch 26**…192, **Ch 27**…196
腎臓機能障害（renal toxicity issues）**Ch 7**…104-105
神経筋（neuromuscular blockade）**Ch 9**…117
神経障害、アミノグリコシド系抗菌薬（neurology, aminoglycosides and）**Ch 9**…117
神経障（neuropathy）**Ch 12**…132, **Ch 13**…136, **Ch 23**…178, 179
・ヌクレオシド・ヌクレオチド系逆転写酵素阻害薬（nucleoside reverse transcriptase inhibitors NRTIs）**Ch 35**…245
神経嚢虫症（neurocysticerocosis）**Ch 43**…299
神経毒性（neurotoxicity）**Ch 19**…160, **Ch 23**…178, **Ch 33**…236
神経梅毒（neurosyphilis）**Ch 6**…57
腎臓機能障害（Renal functioin/dysfuntion）**Ch 5**…42, **Ch 6**…50, **Ch 10**…123, **Ch 12**…133, **Ch 17**…152, **Ch 27**…197, **Ch 29**…206, **Ch 35**…247, **Ch 41**…293, **Ch 44**…305
腎毒性（nephrotoxicity）**Ch 32**…233, **Ch 35**…247, 257, **Ch 44**…304
・アミノグリコシド系抗菌薬（aminoglycosides and）**Ch 9**…116
・抗サイトメガロウイルス薬（anti cytomegalovirus agents and）**Ch 33**…236, 237
・グリコペプチド系抗菌薬（glycopeptides and）**Ch 7**…104, 105
・ヌクレオシド・ヌクレオチド系逆転写酵素阻害薬（nucleoside reverse transcriptase inhibitors NRTIs）**Ch 35**…246, 257
・ポリエン系抗菌薬（polyenes and）**Ch 27**…195, 196, 197
・ポリミキシン系抗菌薬（polymyxins）**Ch 19**…160, 162

・ボリコナゾール（voriconazole and）**Ch 29**…214, 215
心電図（electrocardiogram ECG）**Ch 41**…293
真核生物（eukaryotes）**Ch 1**…5, **Ch 31**…227
心血管系障害、フルオロキノロン系抗菌薬（cardiovascular, fluoroquinoholones and）**Ch 8**…111
シラスタチン（Cilastatin）
・説明（described）**Ch 6**…95-98
・イムペネム（imipenem）**Ch 2**…21
シラミ（lice）**Ch 45**…308, 309
消化性潰瘍（peptic ulcer disease）**Ch 11**…129
食道の炎症（esophageal irritation）**Ch 10**…123
シロリムス（sirolimus）**Ch 30**…223
真菌（fungi）**Ch 1**…5
人蚤白質（CCR5）**Ch 35**…265-267
蕁麻疹（hives）**Ch 5**…41, **Ch 6**…76
心内膜炎（endorcarditis）**Ch 4**…37, **Ch 6**…78, **Ch 11**…129, **Ch 16**…149, **Ch 18**…158, **Ch 22**…176
・アミノグリコシド（aminoglycosides and）**Ch 6**…65
・ペニシリン（penicillins and）**Ch 6**…57, 60, 64
振戦（tremors）**Ch 32**…232
心不全（Heart attack）**Ch 29**…210
・プロテアーゼ阻害薬（protease inhibitors and）**Ch 35**…256
心不全（Heart failure）**Ch 17**…154, **Ch 29**…210, **Ch 35**…256
親油性（lipophilicity）**Ch 3**…29

す

膵炎（Pancreatitis）**Ch 13**…137, **Ch 35**…247, **Ch 44**…304
髄膜炎（Meningitis）**Ch 3**…30, **Ch 4**…37, **Ch 6**…96, **Ch 11**…129, **Ch 28**…200, 201
・セファロスポリン系抗菌薬（cephalosporins and）**Ch 6**…85, 88
・市中（community acquired）**Ch 6**…85
・リステリア（listerial）**Ch17**…155
・バンコマイシン（vancomycin and）**Ch 6**…86
スタブジン（stavudine d4T）**Ch 35**…245-248
スタリビルド（stribild）**Ch 35**…261-263
スチボグルコン酸ナトリウム（Sodium stiboglu-conate）**Ch 40**…288

頭痛（Headaches）**Ch 34**…240, **Ch 38**…278, **Ch 41**…293

スティーヴンズ・ジョンソン症候群（Stevens-Johnon syndrome）**Ch 17**…152, **Ch 18**…157, **Ch 35**…250

ストレプトグラミン系抗菌薬（Streptogramins）**Ch 15**…143-145

ストレプトマイシン（streptomycin）**Ch 9**…115-119

スピロヘータ（Spirochetes）**Ch 10**…122

スルバクタム（sulbactam see also ampicillin/sulbactam）**Ch 6**…71-74

スルファジアジン（sulfadiazine）**Ch 17**…151,
  ・説明（described）**Ch 17**…151-154
  ・ピリメサリン（pyrimethamine）**Ch 40**…288

スルファドキシン（sulfadoxine）**Ch 17**…151-154

スルファメトキサゾール（sulfamethoxazole SMX）**Ch 2**…19, 21, **Ch 14**…140
  ・説明（described）**Ch 17**…151-154

せ

制酸薬（antacids）**Ch 3**…28

静真菌性（fungistatic antibiotics）**Ch 4**…36

精神病（Psychosis）**Ch 35**…250, **Ch 41**…293

精神病（mental illness）**Ch 35**…250

生物学的利用率（Bioavailability）**Ch 33**…236
  ・抗菌薬では（for antibiotics）**Ch 3**…26, 27
  ・フルオロキノロン系抗菌薬の（of fluoroquinolones）**Ch 8**…111

生物学的利用率の系口（oral bioavailability）**Ch 3**…26

静脈炎（phlebitis）**Ch 6**…60, 78, **Ch 15**…144

咳（cough）**Ch 14**…140, **Ch 34**…240

赤痢菌（shigella）**Ch 1**…12, **Ch 17**…152

接合菌類（Zygomycetes）**Ch 1**…5, 191, **Ch 27**…196, **Ch 29**…209, 213, 217, **Ch 30**…222, 223
  ・ポサコナゾール（posaconazole）**Ch 29**…218

セファクロル（Cefaclor, described）**Ch 6**…79-82

セファドロキシル（Cefadroxil, described）**Ch 6**…77-78

セファマンドール（Cefamandole, described）**Ch 6**…79-82

セファゾリン（Cefazolin）**Ch 2**…19, 22, **Ch 6**…87, **Ch 7** 106
  ・説明（described）**Ch 6**…77-78

セファレキシン（cephalexin described）**Ch 6**…77-78

セファロスポリン系抗菌薬（cepahlosporins and）**Ch 6**…87, 93

セファロスポリン系抗菌薬（cephalosporins）**Ch 3**…27, **Ch 6**…49, 53, 60, 95, **Ch 13**…135 各，薬を参照
  ・acinetobacter 属（acinetobacter and）**Ch 6**…87, 92
  ・アルコール摂取（alcohol and）**Ch 6**…80
  ・嫌気性菌（anaerobes）**Ch 6**…77, 79-82, 84, 87, 92
  ・アナフィラキシー（anaphylaxis）**Ch 6**…76
  ・抗菌活性（antibacterial activity of）**Ch 4**…38
  ・bacteroides（bacteroides）**Ch 6**…81
  ・βラクタマーゼ（beta-lactamases and）**Ch 6**…76, 79
  ・出血（bleeding）**Ch 6**…80
  ・中枢神経系感染症（central nervous system infections and）**Ch 6**…78, 81, 84
  ・クロストリジウム（clostridium）**Ch 6**…84
  ・内膜炎（endocarditis）**Ch 6**…78
  ・腸球菌（enterococci）**Ch 6**…77, 80, 84, 87, 92
  ・第五世代のセファロスポリン系抗菌薬（fifth generation）**Ch 6**…91-93
  ・第一世代のセファロスポリン系抗菌薬（first generation）**Ch 6**…77-78
  ・第四世代のセファロスポリン系抗菌薬（fourth generation）**Ch 6**…87-89
  ・グラム陰性桿菌（GNR's）**Ch 6**…77, 80, 83, 85, 87-89
  ・淋病（Gonorrhea and）**Ch 6**…80, 85
  ・グラム陽性菌（Gram-positive organisms and）**Ch 6**…79, 84, 88
  ・Haemophilus 属（Haemophilus）**Ch 6**…80
  ・蕁麻疹（Hives）**Ch 6**…76
  ・概要（Introduction to）**Ch 6**…75-76
  ・ライム病（Lyme disease and）**Ch 6**…85
  ・髄膜炎（Meningitis and）**Ch 6**…85, 86, 88
  ・メチシリン耐性黄色ブドウ球菌（MRSA and）**Ch 6**…50, 77, 80, 84, 87, 92
  ・MSSA（MSSA and）**Ch 6**…77, 78, 84, 87, 92

- 淋病（Neiseria and）**Ch 6**…79
- 好中球減少症（Neutropenia and）**Ch 6**…86, 88
- N-メチルチオテトラゾール（N-methylthiotetraole MTT）**Ch 6**…80
- ペニシリン系抗菌薬アレルギー（Penicillin allergy and）**Ch 6**…75-76
- 静脈炎（Phlebitis and）**Ch 6**…60, 78
- 肺炎（Pneumonia and）**Ch 6**…81, 88, 92
- Pseudomonas 属／緑膿菌（pseudomonas aeruginosa）（Pseudomonas and）**Ch 6**…77, 80, 83, 84, 87, 92, 93
- 腎盂腎炎（Pyelonephritis and）**Ch 6**…85
- 腎臓機能障害（Renal function/dysfunction and）**Ch 6**…84-85
- 下気道感染症（Respiratory tract infections and）**Ch 6**…81, 85, 89
- 第二世代のセファロスポリン系抗菌薬（Second generation）**Ch 6**…79-82
- 皮膚・軟部組織感染症（Skin infections and）**Ch 6**…78, 85, 92
- ブドウ球菌（Staphylococci and）**Ch 6**…50, 81-78, 83, 87, 92
- 連鎖球菌（Streptococci and）**Ch 6**…77, 80, 83, 87, 92
- 第三世代セファロスポリン系抗菌薬（Third generation and）**Ch 6**…83-86
- 尿路感染症（urinary tract infections and ）**Ch 6**…85, 89
- ビタミン K（vitamin K and）**Ch 6**…80, 84
- セファロチン（Cephalothin, described）**Ch 6**…77-78
- セファマイシン（Cephamycins）**Ch 6**…80-81
- 狭いスペクトラムでの治療（narrow-spectrum therapy）**Ch 2**…18
- 脳脊髄液（Cerebrospinal fluid CSF）**Ch 1**…4
- 抗菌薬濃度（concentrations of antibiotics in）**Ch 3**…29, 30
- グラム陽性桿菌（Gram positive bacilli in）**Ch 1**…9
- Chlamydia 属／クラミジア（Chlamydia）**Ch 1**…4, **Ch 8**…110, **Ch 11**…130
- C. trachomatis（C. trachomatis）**Ch 18**…156
- Chlamydophila pneumoniae（Chlamydophila pneumoniae）**Ch 6**…50

Citrobacter 属（Citrobacter）**Ch 1**…12, **Ch 14**…140

CK，クレアチンキナーゼを参照（CK see creatine kinase）

Clostridium 属（Clostridium）**Ch 1**…9, **Ch 13**…136
- C. difficile（C. difficile）**Ch 2**…23, **Ch 5**…43, **Ch 6**…84, **Ch 7**…104, 106, **Ch 18**…156, 158, **Ch 20**…163-165

CMV サイトメガロウイルスを参照（CMV see cytomegalovirus）

CNS（中枢神経系感染症を参照 see central nervous system CNS）

Coccidioides 属（Coccidioides）**Ch 1**…5, **Ch 26**…192
- C. immitis（C. immitis）**Ch 26**…192, **Ch 29**…206

セフィキシム（cefixime, described）**Ch 6**…83-86

セフェピム（cefepime）
- 説明（described）**Ch 6**…87-89
- ブレークポイント（susceptibility breakpoints）**Ch 4**…34-36

セフォキシチン（cefoxitin）**Ch 10**…124
- 説明（described）**Ch 6**…79-82

セフォタキシム（cefotaxime, described）**Ch 6**…83-86

セフォテタン（cefotetan, described）**Ch 6**…79-82

セフォドポキシム（cefpodoxime, described）**Ch 6**…83-86

セフォニシド（cefonicid described）**Ch 6**…79-82

セフジニル（cefdinir, described）**Ch 6**…83-86

セフタジジム（ceftazidime）**Ch 4**…38, **Ch 6**…87, 88, 99
- 説明（described）**Ch 6**…83-86

セフタロリン（ceftaroline）**Ch 6**…50
- 説明（described）**Ch 6**…91-93

セフチブテン（ceftibuten, described）**Ch 6**…83-86

セフトビプロール（ceftobiprole, described）**Ch 6**…91-93

セフトリアキソン（ceftriaxone）**Ch 2**…20, **Ch 3**…29, **Ch 6**…91
- 説明（described）**Ch 6**…83-86

セフプロジル (cefprozil, described) **Ch 6**…79-82

セフメタゾール (cefmetazle, described) **Ch 6**…79-82

セフロキシム (cefuroxime) **Ch 3**…27
・(described) **Ch 6**…79-82

セリンプロテアーゼ酵素 (serine protease enzymes) **Ch 37**…274

セリンプロテアーゼ阻害薬 (serine protease inhibitors) **Ch 37**…273-275

喘息 (asthma) **Ch 34**…240, **Ch 44**…304
・プログアニル (proguanil) **Ch 42**…295-297

選択的セロトニン (selective serotonin reuptake inhibitors SSRIs) **Ch 12**…132, 133

全体重 (total/acute body weight) **Ch 3**…30

線虫 (threadworms) **Ch 43**…299

前立腺炎 (prostatitis) **Ch 17**…154

線虫 (nematode) **Ch 40**…287
・イベルメクチン (infections, ivermectin) **Ch 45**…308

鮮明な夢 (vivid dreams) **Ch 35**…250

そ

瘙痒 (pruritis) **Ch 35**…266, 274

阻害薬と融合阻害薬 (entry and fusion inhibitors described) **Ch 35**…265-267

臓器拒否反応 (organ rejection) **Ch 22**…174

組織への抗菌薬の透過率 (tissue penetration of an antibiotic into) **Ch 3**…29

た

タイカルシン/クラブラン酸 (ticarcillin/clavulanate) **Ch 6**…71-74

タイカルシン (ticarcillin) **Ch 6**…67-69

第五世代のセファロスポリン系抗菌薬 (fifth generation) **Ch 6**…91-93

代謝/排泄 (metabolism/excretion defined) **Ch 3**…31-32
・抗菌薬の例 (examples of antibiotics) **Ch 3**…32

代謝拮抗性抗真菌薬 (antifungal antimetabolites, described) **Ch 28**…199-201

代謝拮抗薬 (Antimetabolites and) **Ch 28**…199, 201

代謝拮抗性抗真菌薬 (anti-metabolites described) **Ch 28**…199-201

第一世代のセファロスポリン系抗菌薬 (first generation) **Ch 3**…27, **Ch 6**…77-78

大腸菌 (Colitis) **Ch 13**…135

大腸菌 (Escherichia coli) **Ch1**…3, 10, **Ch 21**…169
・アミノグリコシド (aminoglycosides and) **Ch 9**…116
・抗菌薬感受性ブレークポイント (antibiotic susceptibility breakpoints) **Ch 4**…35
・フルオロキノロン (fluoroquinolones and) **Ch 8**…109, 110, 111, **Ch 14**…139
・葉酸代謝拮抗薬 (folate antagonists and) **Ch 17**…153
・ニトロフラン (nitorfurans and) **Ch 14**…139
・ニトロイミダゾール (nitroimidazoles and) **Ch 13**…135
・ペニシリン (penicillins and) **Ch 6**…64, 68, 71

第二世代セファロスポリン系抗菌薬 (second generation cephalosporins) **Ch 6**…79-81

第三世代セファロスポリン系抗菌薬 (Third generation and) **Ch 6**…83-86

第四世代セファロスポリン系抗菌薬 (fourth generation) **Ch 6**…87-89

多剤耐性結核 (multidrug-resistant tuberculosisMDR-TB) **Ch 21**…170-171

mycobacterium, MAC も参照；結核 mycobacterium see also MAC; tuberculosis
・m.avium (m.avium) **Ch 11**…128
・m.avium intracellulare (m.avium intracellulare) **Ch 2**…19, **Ch 21**…170-171, **Ch 25**…185
・m.kansasii (m.kansasii) **Ch 23**…177, **Ch 25**…185
・結核菌 (m.tuberculosis) **Ch 9**…118, **Ch 12**…132, **Ch 21**…169, **Ch 22**…175, **Ch 23**…177, **Ch 24**…181, **Ch 25**…185

タゾバクタム (tazobactam) ピペラシリン/タゾバクタムも参照 (see also piperacillin/tazobactam)
・説明 (described) **Ch 6**…71-74

ダニ媒介疾患 (tick-borne disease) **Ch 10**…124

タバコモザイクウィルス (Tobacco mosaic virus) **Ch 1**…7

ダプソン (Dapsone) **Ch 42**…296
・説明 (described) **Ch 17**…151-154

索引　339

ダプトマイシン（daptomycin）
　・抗菌活性（antibacterial activity of）Ch 4…38
　・説明（described）Ch 17…151-154
卵アルブミン分子（Egg albumin molecule）Ch 1…7
ダルナビル（darunavir DRV）Ch 3…28
　・説明（described）Ch 35…255-259
ダルフォプリスチン（Dalfopristin described）Ch 15…143-145
炭疽（anthrax）Ch 8…113, Ch 10…124
単純ヘルペスウィルス（herpes simplex virus HSV）Ch 1…4, 6, Ch 32…231-233, Ch 33…236, 237
蛋白結合（protein binding）Ch 3…29
蛋白合成（protein synthesis）
　・アミノグリコシド（aminoglycosides and）Ch 9…116
　・リネゾリド（inhibitors, linezolid）Ch 12…131-133

ち

チアベンダゾール（thiabendazole describe）Ch 43…299-301
知覚異常（Paresthesias）Ch 19…160
チゲサイクリン（tigecycline）Ch 10…121-125
チトクローム P450 酵素（CYP 450 enzymes, rifamycins and）Ch 22…175
チトクローム P450（Cytochrome P450）Ch 29…203
　・酵素（enzymes）Ch 11…128-129
　・14αメチル基分解酵素（14 alpha demethylase）Ch 29…209, 213, 217
　・システムについて（system）Ch 22…173
　・3A4（3A4）Ch 15…144
チニダゾール（tinidazole）Ch 40…288
　・説明（described）Ch 13…135-138
中枢神経系（Central nervous system CNS）Ch 32…232, Ch 35…250, 253
　・フルオロキノロン系抗菌薬（fluoroquinolones and）Ch 8…110
　・感染症（infections）Ch 6…78, 81, 84
腸炎（bowel inflammation）Ch 5…43
腸管線虫症（intestinal nematode infections）Ch 43…300

腸管線虫症の単回治療（single-dose therapy of intestinal nematode infections）Ch 43…300
腸管蠕虫症（intestinal worm infections）Ch 43…299, 300
聴覚障害（ototoxicity）Ch 7…105
　・アミノグリコシド系抗菌薬（aminoglycosides and）Ch 9…116
腸球菌（enterococcus）Ch 6…96, Ch 8…110, Ch 9…115, 116, Ch 10…122, Ch 11…128, Ch 14…140, Ch 17…152, Ch 18…156
　・セファロスポリン（cephalosporins and）Ch 6…77, 79, 83, 87, 91, 92
　・E.faecalis（E.faecalis）Ch 1…9, 10, Ch 20…20, Ch 6…91, 92, Ch 15…144, 145
　・E.facium（e.facium）Ch 1…9, 10, Ch 6…91, 92, Ch 7…103, Ch 15…144, 145
　・グリコペプチド（glycopeptides and）Ch 7…103, 104
　・ペニシリン（penicillins and）Ch 6…56, 59-65, 67, 68, 72
　・バンコマイシン耐性腸球菌（VRE vancomycin-resistant enterococcus）Ch10…122, Ch 12…132, 133, Ch 15…143, Ch 16…147, 148
調整された体重（adjusted body weight）Ch 3…30
直接作用型抗ウィルス薬（directacting antivirals DAAs for HCV infection）Ch 37…274
中耳炎（otitis media）Ch 6…65
中毒性表皮壊死症（toxic epidermal necrolysis）Ch 17…152, Ch 35…251
腸チフス（typhoid fever）Ch 17…154

つ

痛風（gout）Ch 24…182
爪真菌症（onychomycosis）Ch 29…211

て

低インスリン血症（Hypoinsulinemia）Ch 44…304
低カリウム血症（Hypokalemia）Ch 44…304
低カルシウム血症（Hypocalcemia）Ch 44…304
低血糖（Hypoglycemia）Ch 41…293, Ch 44…304
低血圧（Hypotension）Ch 41…292, Ch 44…304, Ch 45…308
テイコプラニン（Teicoplanin）Ch 7…103

340　索引

適切な容量の使用（proper dose for patient）**Ch 5**…45

鉄（iron）**Ch 3**…28

テトラサイクリン（tetracycline）**Ch 2**…22, **Ch 41**…294
- ・抗菌活性（antibacterial activity of）**Ch 4**…38
- ・抗菌薬の種類（classes of antibiotics）**Ch 3**…28
- ・説明（described）**Ch 10**…121-125

テノホビル（Tenofovir TDF）**Ch 35**…245, 249, 252, 261-263, **Ch 39**…281
- ・説明（described）**Ch 35**…245-248

デラビルジン（delavirdine DLV described）**Ch 35**…249-253

テラプレビル（Telaprevir）**Ch 37**…273-276

テリスロマイシン（Telithromycin）**Ch 11**…127-130

テルビブジン（Telbivudine）**Ch 39**…281

と

痘瘡ウイルス（Vaccinia）**Ch 1**…6

糖代謝異常（dysglycemias）**Ch 44**…304

糖尿病（diabetes）**Ch 44**…304
- ・糖尿病性足感染症（foot ulcer）**Ch 2**…21
- ・糖尿病性腫瘍（ulcers）**Ch 6**…74

ドキシサイクリン（doxycycline）**Ch 3**…27, **Ch 40**…288, **Ch 41**…294
- ・説明（described）**Ch 10**…121-125

トキソプラズマ（t.gondii）**Ch 17**…152, 154, **Ch 18**…156, **Ch 40**…288, **Ch 42**…295, **Ch 44**…305

トブラマイシン（Tobramycin）**Ch 2**…20
- ・説明（described）**Ch 9**…115-119

トリアムテレン（triamterene）**Ch 17**…153

トレポネーマ・パリダム（treponema pallidum）**Ch 6**…56

トリメトプリム（trimethoprim TMP）**Ch 4**…35
- ・血液学的な副作用（hematologic adverse effects of）**Ch 5**…42

トリメトプリム／スルファメトキサゾール TMP/SMX（tripethoprim/sulfamethoxazole TMP/SMX）**Ch 2**…19, **Ch 14**…139, 141, **Ch 40**…288, **Ch 42**…296, **Ch 44**…303, 304, 305
- ・説明（described）**Ch 17**…151-154

- ・感受性ブレークポイント（antibiotic susceptibility breakpoints）**Ch 4**…35

ドリペネム（doripenem described）**Ch 6**…95-98

な

ナイスタチン（nystatin described）**Ch 27**…195-198

ナフシリン（Nafcillin）**Ch 7**…106
- ・説明（described）**Ch 6**…59-61

に

ニトロイミダゾール系抗菌薬（nitorimidazoles, described）**Ch 13**…135-137

ニトロフラン系抗菌薬（nitrofurans described）**Ch 14**…139-141

ニトロフラントイン（nitrofurantoin）**Ch 17**…153
- ・ニトロフラントインの濃度（concentrations of）**Ch 3**…31
- ・説明（described）**Ch 14**…139-141

ニトロフラントイン（macrobid）**Ch 14**…141
※ macrobid とニトロフラントインは同意義語

ニトロフラントイン（macrodantin）**Ch 14**…141
※ macrodantin とニトロフラントインは同意義語

乳酸アシドーシス（Lactic acidosis）**Ch 12**…132, **Ch 35**…246, **Ch 39**…282

尿路感染症（Urinary tract infections UTIs）**Ch 2**…18, **Ch 6**…68, 89, **Ch 8**…111-112, **Ch 10**…124, **Ch 19**…161
- ・膀胱炎（cystitis）**Ch 14**…139-142, **Ch 17**…153-154
- ・腎盂腎炎（pyelonephritis）**Ch 6**…85
- ・尿路性敗血症（urosepsis）**Ch 14**…139, 142

妊婦（pregnancy）**Ch 7**…106, **Ch 8**…111, **Ch 10**…123, **Ch 23**…178, **Ch 35**…251, **Ch 43**…300
- ・アミノグリコシド（aminoglycosides and）**Ch 9**…117
- ・リバビリン（ribavirin）**Ch 38**…278

ぬ

ヌクレオシド・ヌクレオチド系逆転写酵素阻害薬（nucleoside reverse transcriptase inhibitors NRTIs）**Ch 35**…252
- ・説明（described）**Ch 35**…245-248

ヌクレオシド(Nucleoside)**Ch 17**…151
ヌクレオシド類似体(Nucleoside analogs)**Ch 33**…235, **Ch 36**…271-272
・B型肝炎(hepatitis B)**Ch 39**…281-283
ヌクレオシド／ヌクレオチド逆転写酵素阻害薬(nucleoside reverse transcriptae inhibotors NRIs)**Ch 39**…281
ヌクレオチド類似体(nucleotide analogs)**Ch 36**…271-272

ね

熱／発熱(fever)**Ch 14**…140, **Ch 18**…157, **Ch 22**…174, **Ch 27**…196, **Ch 35**…246, 251, **Ch 41**…291, **Ch 45**…308
・薬(drug)**Ch 5**…41, **Ch 6**…49, **Ch 23**…178, **Ch 25**…186
ネビラピン(nevirapine NVP described)**Ch 35**…249-253
ネルフィナビル(nelfinavir NFV described)**Ch 35**…255-259
粘膜炎(mucositis)**Ch 29**…219

の

ノイラミニダーゼ阻害薬(neuraminidase inhibitors described)**Ch 34**…239-241
脳炎(encephalitis)**Ch 17**…154, **Ch 32**…231, 233
野兎病(tularemia)**Ch 8**…113, **Ch 10**…124
脳卒中(stroke)**Ch 35**…257
嚢胞性線維症(Cystic fibrosis)**Ch 6**…100, **Ch 9**…118
ノルウェー疥癬(Norwegian scabies)**Ch 45**…307

は

培養液中の微生物の増加が見える(visible organisms growth in broth)**Ch 4**…35
肺炎(Pneumonia)
・アミノグリコシド系抗菌薬(aminoglycosides and)**Ch 9**…119
・誤嚥性肺炎ごえん(aspiration)**Ch 6**…74
・アトバコン(atovaquone and)**Ch 42**…296
・カルバペネム(carbapenems and)**Ch 6**…96, 97
・セファロスポリン(cephalosporins and)**Ch 6**…81, 88, 92, 97
・市中(community-acquired)**Ch 2**…20, **Ch 6**…50, 74, 80, 92, **Ch 10**…125

・環状リポペプチド系抗菌薬(cyclic lipopeptides and)**Ch 16**…148
・好酸球(eosinophilic)**Ch 16**…148
・葉酸代謝拮抗薬(folate antagonists and)**Ch 17**…154
・グリコペプチド(glycopeptides and)**Ch 7**…107
・院内(hospital acquired)**Ch 2**…20, 21, 92
・リンコサミド系抗菌薬(lincosamides and)**Ch 18**…156
・院内肺炎(nosocomial)**Ch 6**…74, 92, 98, **Ch 7**…107, **Ch 12**…133
・オキサゾリジノン系抗菌薬(oxazolidinones and)**Ch 12**…133
・ペニシリン(penicillins and)**Ch 6**…74
・ペンタミジン(pentamidine and)**Ch 44**…303-305
・ポリミキシン(polymyxins and)**Ch 19**…160
・キノリン系抗寄生虫薬(quinolones and)**Ch 41**…293
・テトラサイクリン系抗菌薬(tetracyclines and)**Ch 10**…123
・バンコマイシン(vancomycin and)**Ch 2**…20, 21, **Ch 7**…107
・人工呼吸器関連(ventilator-associated)**Ch 9**…118

敗血症(sepsis)**Ch 9**…118, **Ch 19**…162
肺線維症(Pulmonary fibrosis)**Ch 14**…140
梅毒(syphilis)**Ch 6**…57, **Ch 10**…125
肺マクロファージ(Pulmonary macrophages)**Ch 3**…29
培養されにくい細菌(fastidious organisms)**Ch 1**…13
培養液中の微生物の増加(broth, visible organism growth in)**Ch 4**…35
発熱性好中球減少症(febrile neutropenia)**Ch 6**…86, 88, 98, **Ch 27**…198
白血球(White blood cells WBC)**Ch 2**…17, 21
バラシクロビル(Valacyclovir)**Ch 32**…231-233
バルガンシクロビル(valganciclovir)**Ch 33**…235-238
バレー熱(valley fever)**Ch 26**…192
パロモマイシン(Paromomycin)**Ch 40**…288
バンコマイシン(vancomycin)**Ch 2**…20, 21, 22, **Ch 5**…42, **Ch 6**50, 61, 86, **Ch 15**…144, **Ch 18**…155, **Ch 19**…163, **Ch 20**…164

- 抗菌活性(antibacterial activity of) Ch 4…38
- 説明(described) Ch 7…103-107
- レッドマン症候群(Red man syndrome) Ch 7…104
- 腎臓機能障害(renal toxicity issues) Ch 7…104-105

バンコマイシン耐性腸球菌(VRE vancomycin-resistant enterococcus) Ch 7…103, Ch 10…122, Ch 12…132, 133, Ch 13…137, Ch 15…143, Ch 16…147, 148
- 環状リポペプチド系抗菌薬(Cyclic lipopeptides, described) Ch 16…147, 148
- オキサゾリジノン系抗菌薬(oxazolidinones and) Ch 12…133

ひ

非核酸系逆転写酵素阻害薬(non-nucleoside reverse transcriptase inhibitors NNRTIs) Ch 35…249-253, 258, 262
非競合的阻害薬(noncompetitive inhibitor) Ch 33…236
ヒスタミンを介する反応(histamine-mediated reaction) Ch 7…104
ヒスタミンH2受容体拮抗薬(histamine 2 receptor antagonists) Ch 3…28
histoplasma属(histoplasma) Ch 26…192
HIV(HIV) Ch 32…232, Ch 35…243, 250, 252, Ch 39…281, 282, Ch 44…303
- 抗サイトメガロウイルス薬(anti-cytomegalovirus agents and) Ch 33…236
- 抗単純ヘルペスウイルス薬(anti-herpes simplex virus agents and) Ch 32…232
- アジスロマイシン(azithromycins and) Ch 2…19
- 阻害薬と融合阻害薬(entry and fusion inhibitors and) Ch 35…265-267
- 葉酸代謝拮抗薬(folate antagonists, described) Ch 17…152
- インテグラーゼ阻害薬(integrase inhibitors and) Ch 35…261-263
- ヌクレオシド・ヌクレオチド系逆転写酵素阻害薬(nucleoside reverse transcriptase inhibitors NRTIs and) Ch 35…245-248
- 非核酸系逆転写酵素阻害薬(non-nucleoside rever transcriptase inhibitors NNRTIs and) Ch 35…252

- プロテアーゼ阻害(protease inhibitors) Ch 35…255-259, 258, Ch 37…273-274, 275
- リファマイシン(rifamycins and) Ch 22…174

ヒゼンダニ(sacroptes scabei) Ch 40…287, Ch 45…308
非定型抗酸菌症(atypical mycobacterial infections) Ch 11…130
非定型起因菌(atypicals) Ch 9…116, Ch 10…122
非定型細菌(atypical bacteria) Ch 1…4
ビタミンK(vitamin K and) Ch 6…80, 84
ビタミンサプリメント(vitamin supplements) Ch 3…28
ヒトジラミ(Pediculus humanus) Ch 45…308
ヒドロクロロサイアザイド(Hydrochlorothiazide) Ch 17…154
ヒドロキシクロロキン(Hydroxychloroquine described) Ch 41…291-294
ヒドロコルチゾン(Hydrocortisone) Ch 27…196, 197
皮膚障害(dermatology) Ch 10…123
- フルオロキノロン系(fluroquinolones and) Ch 8…110
皮膚感染症(skin/soft tissue infections) Ch 2…19, Ch 6…61, Ch 8…113, Ch 10…124
- セファロスポリン(cephalosporins) Ch 6…78, 85, 93
- リンコサミド(lincosamides) Ch 18…155, 157
- 軟組織感染症(and skin structure infection) Ch 7…107, Ch 12…133, Ch 16…149
皮膚幼虫移行症(Cutaneous larva migrans) Ch 45…307, 308
非ペグインターフェロン(non-pegylated interferons) Ch 36…270
ピペラシリン(piperacillin described) Ch 6…67-69
ピペラシリン/タゾバクタム(piperacilin/tazobactam) Ch 2…20, 21, 22
- 説明(described) Ch 6…71-74
表皮壊死症(necrolysis) Ch 17…152
肥満(Obesity) Ch 9…117
- 薬剤分布(drug distribution) Ch 3…29-30
ピラジナミド(pyrazinamide) Ch 3…28, Ch 23…179, Ch 25…185
- 説明(described) Ch 24…181-183

ビリオン（virions）Ch 31…228

ビリドキシン（pyridoxine vitamin B6）Ch 18…159, Ch 23…178, 179

ピリドキシン（pyridoxine vitamin B6）Ch 23…178, 179, Ch 24…182

ピリメタミン（pyrimethamine）
・説明（described ）Ch 17…151-154
・スルファジアジン（sulfadiazine）Ch 40…288

貧血（anemia）Ch 35…246, Ch 36…270, Ch 38…278, 279

ふ

ファムシクロビル（famiciclovir, described）Ch 32…231-233

不安感（anxiety）Ch 36…270

フェニトイン（phenytoin）Ch 43…300

腹痛（abdominal pain）Ch 20…164, Ch 24…183, Ch 34…240, Ch 35…251, Ch 42…296

副鼻腔炎（sinusitis）Ch 10…124

腹部手術（abdominal surgery）Ch 6…81

腹腔内感染症（intra abdominal infections）Ch 6…74, 98, Ch 8…113, Ch 10…125, Ch 18…158

腹腔内感染症（intra abdominal infections）Ch 6…74, 98, Ch 18…158

不整脈（arrhythmias）Ch 8…111, Ch 41…292, Ch 44…304

古細菌（archaea）Ch 1…4

不眠症（insomnia）Ch 8…110, Ch 35…250, Ch 38…278, Ch 41…293

ブドウ菌/ラクトース発酵（glucose/lactose fermentation）Ch 1…13

ブドウ球菌性菌血症（Staphylococcal bacteremia）Ch 16…149

ブドウ球菌性心膜炎 Staphylococcal endocarditis）Ch 16…148

ブドウ球菌（Staphylococcus）Ch 8…110, Ch 10…122, Ch 11…128, Ch 13…135, Ch 14…140, Ch 15…143, Ch 18…156, Ch 22…174

MRSA と MSSA も参照（see also MRSA, MSSA）
・アミノグリコシド（aminoglycosides）Ch 9…116
・βラクタム（beta-lactams and）Ch 6…50, 61
・セファロスポリン（cephalosporins）Ch 6…50, 78, 79, 83, 84, 87, 92

・グリコペプチド（glycopeptides）Ch 7…103-107
・ペニシリン（penicillin）Ch 2…21, Ch 6…53, 55, 59, 63, 67, 71, 72, 78, 96
・黄色ブドウ球菌（s.aureus）Ch 1…4, 5, 8, Ch 2…21-22, Ch 6…55, 61, Ch 17…152, 154, Ch 18…156, Ch 21…169
・表皮ブドウ球菌（s.epidermidis）Ch 1…8, 10, Ch 5…44
・腐生ブドウ球菌（s.saprophyticus）Ch 1…8, Ch 14…140

プラジカンテル（praziquantel）Ch 40…288

プリマキン（primaquines）Ch 18…158
・クリンダマイシン（clindamycin）Ch 40…288
・説明（described）Ch 41…291-294

フルコナゾール（fluconazole）Ch 2…20, 23, Ch 3…27, Ch 28…201, Ch 29…203, 209, 210, 214, 215, Ch 30…221, 223
・説明（described）Ch29…205-207

フルオロキノロン（fluoroquinolones）Ch 5…41, Ch 13…135, 137, Ch 14…139, 141, Ch 21…171
・抗菌活性（antibacterial activity of）Ch 4…38
・抗菌薬の種類（classes of antibiotics）Ch 3…28
・説明（described）Ch 8…109-111

フルシトシン（flucytosine 5-FC described）Ch 28…199-201

プレドニゾン（prednisone）Ch 2…19

ブレークポイント（breakpoints）
・定義（defined）Ch 4…34
・例（sample）Ch 4…35-36

プロカイン（procaine）Ch 6…56

プログアニル/アトバコン（proguanil, atovaquone）Ch 40…288, Ch 42…295-297

フロセミド（furosemide）Ch 17…154, Ch 44…305

分布，抗菌薬の薬物動態（distribution, antibiotic pharmacokinetics）Ch 3…28-30

プロテアーゼ阻害薬（protease inhibitors PIs described）Ch 35…255-259

proteus 属（proteus）Ch 1…12, 13, Ch 19…160
・フルオロキノロン（fluoroquinolones and）Ch 8…110
・（glycylcyclines）Ch 10…123

344　索引

・ニトロフラントイン（nitorfurans）Ch 14…140
・ポリミキシン系抗菌薬（polymyxins）Ch 19…160
プロトンポンプ阻害薬（proton-pump inhibitors）Ch 2…28, Ch 29…210
・ポサコナゾール（posaconazole）Ch 29…218-219
プロピオン酸菌（propionibacterium）Ch 1…8, Ch 13…136

へ

米国疾病管理予防センター（centers for Disease Control and Prevention CDC）Ch 40…287
ペグインターフェロンα2a（Pegylated interferon-α2a described）Ch 36…269-272
ペグインターフェロンβ2b（Pegylated interferon-β2b described）Ch 36…269-272
ペニシリン（Penicillins see also individual drugs）Ch 3…31, Ch 5…44, Ch 6…49, Ch 13…135
・好気性菌（aerobes and）Ch 6…74
・アレルギーとカルバペネム（allergy and carbapenems）Ch 6…97
・アレルギーとセファロスポリン系抗菌薬（allergy and cephalosporins）Ch 6…75-76
・アレルギーとモノバクタム（allergy and monobactms）Ch 6…101
・アミノ（amino）Ch 6…54, 63-65
・嫌気性菌（anaerobes and）Ch 6…60, 64, 68, 71, 72, 74
・抗菌活性（antibacterial activity of）Ch 4…38antistaphylococcal
・βラクタム系抗菌薬（beta-lactamases and）Ch 6…59-63, 67, 71-74, 76
・糖尿病性腫瘍（diabetic ulcers and）Ch 6…74
・下痢（diarrhea and）Ch 6…53-54, 64, 73
・大腸菌（E.coli and）Ch 6…64, 68, 72
・心内膜炎（Endocarditis and）Ch 6…57, 61, 65
・腸球菌（Enterococci）Ch 6…56, 59-65, 67, 68, 72
・グラム陰性桿菌（GNRs and）Ch 6…53, 54, 59-64, 67, 68, 71-73

・グラム陽性菌 Gram-positive organisms and）Ch 6…63, 68
・Haemophilus属（Haemophilus and）Ch 6…64, 68
・概要（Introduction to）Ch 6…53-54
・静注薬（IV）Ch 6…54, 55
・MRSA（MRSA and）Ch 6…60, 73, 91, 92, 96
・MSSA（MSSA）Ch 6…60, 61, 72
・天然（Natural）Ch 6…53, 54, 55-57
・中耳炎（otitis media）Ch 6…65
・ペニシリンG（Penicillin G）Ch 6…55-57, 71
・ペニシリンV（penicillin V）Ch 6…55-57
・咽頭炎（Pharyngitis）Ch 6…57, 65
・整脈炎（Phlebitis and）Ch 6…60, 78
・肺炎（Pneumonia and）Ch 6…74
・緑膿菌/Pseudomonas属（Pseudomonas and）Ch 6…63, 68-69, 72
・腎臓機能障害（Renal function/dysfunction and）Ch 6…53, 60
・上気道感染症（Respiratory tract infections and）Ch 6…65
・皮膚感染症（Skin infections and）Ch 6…61
・ブドウ球菌（Staphylococci）Ch 2…21, Ch 6…54, 55, 59, 63, 67, 71, 72, 78, 96
・連鎖状球菌（Streptococci and）Ch 6…56-57, 64, 65, 67, 68, 72, 96
・梅毒（Syphilis and）Ch 6…57
・トレポネーマ（Treponema and）Ch 6…56
・尿路感染症（UTIs）Ch 6…68
ペニシリンG（Penicillin G）Ch 6…55-57
ペニシリンV（penicillin V）Ch 6…55-57
ペプチドグリカン（peptidoglycan）Ch 1…5, 7, Ch 7…104, 139
・細胞壁の多糖類成分（cell wall polysaccharides components）Ch 21…169
ペルメトリン（permethrin）Ch 45…307, 309
β溶血（β-hemolysis）Ch 1…9
βラクタム（beta-lactam）Ch 3…31, 39, Ch 5…41, 42, Ch 6…95, Ch 8…113, Ch 11…129, Ch 14…139, Ch 16…147, Ch 18…155, 157, Ch 21…169　各，薬を参照
・アミノグリコシド系抗菌薬（aminoglycosides and）Ch 9…115, 116, 118
・βラクタマーゼ阻害薬配合（beta-lactamase inhibitor combinations）Ch 6…71-74

索引　345

- 概要(introduction to)Ch 6…49-51
- MSSA(MSSA and)Ch 6…60
- 痙攣(seizures and)Ch 6…49-50, 96-97
- 黄色ブドウ球菌(staphylococci and) Ch 6 …50, 60, Ch 7…106

βラクタマーゼ(beta-lactamases)
- βラクタマーゼ阻害薬配合(beta-lactam/beta-lactamase inhibitor combinations) Ch 6…71-74
- セファロスポリン系抗菌薬(cephalosporins and)Ch 6…76, 79
- ESBL (extended-spectrumESBL) Ch 6…73, 96, 98
- 阻害薬(inhibitors)Ch 6…54, 68, 81
- ペニシリン(penicillins and) Ch 6…59-63, 67, 71-74, 76

ベンザチン(benzathine)Ch 6…56
ペンシクロビル(Penciclovir)Ch 32…232
ベンゾイミダゾール系(benzimidaloes, described) Ch 43…299-301
ベンゾジアゼピン系薬剤(benzodiazepines) Ch 35…258
ペンダミジン(Pentamidine) Ch 40…288, Ch 42…296
- 説明(described)Ch 44…303-305

ほ

膀胱炎(bladder infections)Ch 3…31
膀胱炎(Cystitis)Ch 14…139, 141, Ch 17…153
ポサコナゾール(posaconazole) Ch 3…28, Ch 29…203
- 説明(described)Ch 29…217-219
ホスアンプレナビル(fosamprenavir FPV described)Ch35…255-259
ホスカルネット(foscarnet)Ch 9…116
- 説明(described)Ch 33…235-238
ホスホマイシン(fosfomycin, described) Ch 14…139-141
ボセプレビル(boceprevir)Ch 37…273-276
発疹/薬疹(Rash)Ch 5…41, Ch 6…49, Ch 17…152, Ch 18…157, Ch 22…174, Ch 23…178, Ch 25…186, Ch 27…197, Ch 29…206, 214, 218, Ch 32…232, Ch 35…46, 250, Ch 37…274
哺乳類(mammals)Ch 1…5
ポリエチレングリコール(polyethylene glycol PEG)Ch 36…269

ポリエン系抗真菌薬(polyenes) Ch 30…223, ・説明(described)Ch 27…195-198
ポリオウイルス(poliomyelitis)Ch 1…7
ボリコナゾール(voriconazole) Ch 2…20, Ch 3…28, Ch 29…203, 209, 211, 217, 218, Ch 35…258
- described
ポリミキシン系抗菌薬(polymyxins described) Ch 19…159-162
ポリメラーゼ連鎖反応(polymerase chain reactions PCR)Ch 2…22

ま

マクロライド系抗菌薬(macrolides) Ch 3…29, 32, Ch 13…135, Ch 20…163, Ch 21…171, Ch 35…258
- 抗菌活性(antibacterial activity of) Ch 4…38
- 説明(described)Ch 11…127-130
末梢血管疾患(peripheral vascular disease) Ch 3…30
末梢神経障害(peripheral neuropathy) Ch 12…32, Ch 13…136
麻痺(Paralysis)Ch 45…308
マラビロク(maraviroc MVC described) Ch35…265-267
マラリア(malaria)
- アトバコン(atovaquone and) Ch 40…288, Ch 42…295-296
- リンコサミド系抗菌薬(lincosamides and) Ch 18…156, 157
- 予防(prophylaxis)Ch 42…297
- キノリン系抗寄生虫薬(quinolines and) Ch 40…288, Ch 41…291-294
- テトラサイクリン系抗菌薬(tetracyclines and)Ch10…122, 125
マラロン(malarone)Ch 42…295
慢性肺線維症(fibrosis, pulmonary)Ch 14…140

み

味覚不全(dysgeusia)Ch 37…274
ミカファンギン(Micafungin described) Ch 30…221-224
ミネラルによって減少する吸収(Minerals, absorption impaired by)Ch 3…28
ミノサイクリン(minocycline, described) Ch 10…121-125

耳鳴（tinnitus）Ch **41**…293
緑色連鎖球菌（viridans group streptococci）Ch **1**…9

む

無菌でない部位における感染症（nonsterile sites infection in）Ch **1**…4
無菌（sterile site, infection in）Ch **1**…4

め

メシチリン/MRSA も参照（methicillin see also MRSA）Ch **17**…154
・説明（described）Ch **6**…59-61
メシチリン耐性黄色ブドウ菌（MRSA）
・アミノグリコシド系抗菌薬（aminoglycosides and）Ch **9**…116
・βラクタム抗菌薬（beta lactamas and）Ch **6**…50
・カルバペネム（carbapenems and）Ch **6**…96
・セファロスポリン系抗菌薬（cephalosporins and）Ch **6**…50, 79, 83, 87, 92
・環状リポペプチド系抗菌薬（cyclic lipopeptides and）Ch **16**…147, 148
・葉酸代謝拮抗薬（folate antagonists, described）Ch **17**…152
・グリコペプチド（glycopeptides and）Ch **7**…103, 104, 107
・リンコサミド系抗菌薬（lincosamides and）Ch **18**…155, 156
・オキサゾリジノン系抗菌薬（oxazolidinones and）Ch **12**…131, 133
・ペニシリン（penicillins and）Ch **6**…59, 72, 91, 92, 96
・リファマイシン系抗結核薬（rifamycins and）Ch **22**…173
・（streptogramins and）Ch **15**…143, 144, 145
・テトラサイクリン（tetracyclines and）Ch **10**…122
・（vancomycin and）Ch **2**…21, 22, 23, Ch **6**…50, Ch **7**…103, 107
メシチリン耐性黄色ブドウ球菌（MSSA）Ch **6**…154
・βラクタマーゼ（beta lactamas and）Ch **6**…61, Ch **7**…105, 106
・セファロスポリン系抗菌薬（cephalosporins and）Ch **6**…77, 78, 83, 87, 92

・環状リポペプチド系抗菌薬（cyclic lipopeptides and）Ch **16**…147
・フルオロキノロン系抗菌薬（fluroquinolones and）Ch **8**…110
・グリコペプチド系抗菌薬（glycopeptides and）Ch **7**…104, 105-107
・オキサゾリジノン系抗菌薬（oxazolidinones and）Ch **12**…131
・ペニシリン（penicillins and）Ch **6**…59, 60, 72
・streptogramins（streptogramins and）Ch **15**…144
・バンコマイシン（vancomycin and）Ch **7**…106-107
メタドン（methadone）Ch **35**…258
メトロニダゾールによる腹部感染（abdominal infections of metronidazole）Ch **13**…137
メトロニダゾールの経口薬（oral medications of metronidazole）Ch **13**…137
メトロニダゾール（metronidazole）Ch **3**…27, Ch **6**…82, Ch **18**…155, Ch **20**…164, Ch **40**…288
・抗菌活性（antibacterial activity of）Ch **4**…38
・説明（described）Ch **13**…135-138
メフロキン（Mefloquione described）Ch **41**…291-294
メペリジン（meperidine）Ch **27**…197
メズロシリン（mezlocillin described）Ch **6**…67-69
めまい（dizziness）Ch **8**…110, Ch **10**…123, Ch **19**…160, Ch **35**…250
めまい（Vertigo）Ch **10**…123
メロペネム（meropenem）Ch **2**…20
・説明（described）Ch **6**…96, 97
免疫抑制治療（immunosuppressive therapy）Ch **2**…16

も

モキシフロキサシン（Moxiflozacin）Ch **21**…170
・説明（Described）Ch **8**…109-113
最も狭いスペクトラム（narrow-spectrum agent）Ch **5**…44
モノアミン酸化酵素阻害薬（monoamine oxidase MAO）Ch **12**…132
モノバクタム系抗菌薬（monobactams and）Ch **6**…49, 99-101

索引　347

・抗菌活性（antibacterial activity of）Ch 4…38

や

薬剤耐性がある起因菌（drug resistant organisms）Ch 10…124

薬剤熱（drug fever）Ch 5…41, Ch 6…49, Ch 23…178, Ch 25…186

薬物代謝酵素の基質（substrates of drug metabolizing enzymes）Ch 3…31

薬物動態エンハンサー（pharmacokinetic enhancers）Ch 35…262

薬物動態学的/薬力学的パラメーター（pharmacokinetic/pharmacodynamics PK/PD parameters）Ch 4…38-39

薬物動態的（pharmacokinetics）Ch 19…159

ゆ

夢（dreams）Ch 35…250, Ch 41…293

よ

溶血（Hemolysis）Ch 41…293

予防投与（prophylaxis/prophylactic therapy）Ch 26…193

・定義（defined）Ch 2…16-17

・例（examples of）Ch 2…19-20

葉酸代謝拮抗薬（folate antagonists, described）Ch 17…151-154

ら

ライノウイルス（rhinoviruses）Ch 31…227

ライム病（lyme disease）Ch 6…85

ラミブジン（Lamivudine 3TC）Ch 39…283

・説明（described）Ch 35…245-248

ラルテグラビル（Raltegravir RAL described）Ch 35…261-263

ランソプラゾール（lansoprazole）Ch 11…129

り

理想体重 Ideal body weight）Ch 3…30

リトナビル非ブースティング用量 RTV（ritonavir（boosting dose:/r, full dose:RTV）Ch 35…255-259, 262

リネゾリド（linezolid）Ch 3…27

・抗菌活性（antibacterial activity of）Ch 4…38

・説明（described）Ch 12…131-133

リバビリン（ribavirin）Ch 36…270, 271, Ch 37…273-275, Ch 38…277-279

リバビリン吸入（aerosolized ribavirin）Ch 38…278

リファブチン（rifabutin）Ch 25…186

・説明（described）Ch 22…173-176

リファペンチン（rifapentine described）Ch 22…173-176

リファマイシン（rifamycins described）Ch 22…173-176

リファミキシン（rifaximin described）Ch 22…173-176

リポグリコペプチド系抗菌薬（lipoglycopeptide）Ch 7…103

リポ多糖（lipopolysaccharide）Ch 1…5

リポソーム型アムホテリシン B（liposomal amphotericin B LAmB）Ch 27…195, 198

リマンタジン（rimantidine）Ch 34…239

リルピビリン（rilpivirine RPV）Ch 3…28, Ch 35…249-253

リンコサミド系抗菌薬（linocosamides, described）Ch18…155-158

リン酸化（phosphorylation）Ch 32…231, Ch 33…235

淋病（gonorrhea）Ch 6…80, 85

る

ループス（lupus）Ch 23…178

れ

レッドマン症候群（Red man syndrome）Ch 5…42, Ch 7…104

レトロウイルス（retroviruses）Ch 31…229

レボフロキサシン（levofloxacin）Ch 2…20, 22, Ch 3…27

・説明（described）Ch 8…109-113

・抗菌薬感受性ブレークポイント（susceptibility breakpoints）Ch 4…35, 36

連鎖球菌性の咽頭炎（Streptococcal pharyngitis）Ch 6…65

連鎖球菌（Streptococcus）Ch 1…6, 10, Ch 9…116, Ch 13…135, Ch15…144, Ch 16…148

・抗菌薬感受性ブレークポイント（antibiotic susceptibility breakpoints）Ch 4…35

・セファロスポリン（cephalosporins and）Ch 6…77, 79, 83, 87, 92

348 索引

- ペニシリン（penicillins and）**Ch 6**…56-57, 63, 64, 67, 68, 72, 95
- B 郡連鎖球菌（s.agalactiae）**Ch 1**…9
- 肺炎球菌（s.pneumoniae）**Ch 1**…4, 5, 9, 10, **Ch 4**…35, **Ch 6**…56-57, 85, **Ch 10**…122, **Ch 11**…128, **Ch 12**…131, **Ch 17**…152
- A 郡連鎖球菌（s.pyogenes）**Ch 1**…9, **Ch 10**…122, **Ch 17**…152, **Ch 18**…155, 156

ろ

ロピナビル（lopinavir LPV）**Ch 35**…255-256
ロラカルベフ（loracarbef described）**Ch 6**…79-81

わ

ワルファリン（Warfarin）**Ch 13**…137, 153

欧　文

A

ABCD see Amphotericin B colloidal dispersion **Ch 27**…195-198
Acinetobacter 属 Acinetobacter baumanni **Ch 1**…12-13, **Ch 6**…73, 100, **Ch 14**…140, **Ch 19**…159, 160, **Ch 22**…174
Actinobacillus 属（actinobacillus）**Ch 1**…13
Actinomyces 属（actinomyces）**Ch 1**…9, **Ch 13**…136, **Ch 18**…156
ADME（吸収 absorption, 分布 distribution, and 代謝／排泄 metabolism/excretion）**Ch 3**…25-31
Aeromonas 属（aeromonas）**Ch 1**…12
AIDS（AIDS）**Ch 17**…152
AIN（急性間質性腎炎を参照）
Aspergillus 属（aspergillus）**Ch 1**…5, **Ch 26**…192, **Ch 29**…217, **Ch 30**…222
- アスペルスギルス症（aspergillosis）**Ch 2**…20, **Ch 2**…20, **Ch 29**…209, 211, 213, 215
- Aspergillus terreus（aspergillus terreus）**Ch 27**…196
- ポリエン（polyenes and）**Ch 27**…196
- ボリコナゾール（voriconazole）**Ch 2**…20
- ボリコナゾール（voriconazole and）**Ch 29**…213

B

Babesia 属（babesia）**Ch 42**…295
Bacillus 属（Bacillus）**Ch 1**…9
bartonella 属（bartonella）**Ch 1**…13
bacteroid 属（Bacteroid fragilis group）**Ch 1**…12, **Ch 6**…81, **Ch 13**…136, **Ch 18**…155, **Ch 20**…163
blastomyces 属（blastomyces）**Ch 1**…5, **Ch 26**…192
burkholderia 属（burkholderia）**Ch 1**…12-13, **Ch 19**…160

C

campylobacter 属（Campylobacter）**Ch 1**…13
candida 属（Candida）**Ch 1**…5, **Ch 2**…23, **Ch 5**…43, 44, **Ch 26**…192
- C. albicans（C. albicans）**Ch 2**…20, **Ch 29**…205, 209, 213-215, 217, **Ch 30**…222
- カンジダ症（Candidiasis）**Ch 28**…200, **Ch 29**…205-207, 214, 217, 219, **Ch 30**…223
- カンジダ尿（Candiduria）**Ch 29**…215
- C. glabarta（c. glabarata）**Ch 29**…206, 209, 213, 218, **Ch 30**…222
- C. krusei（c. krusei）**Ch 28**…200, **Ch 29**…206, 209, 213, 217, **Ch 30**…222
- C. lusitaniae（c. lusitaniae）**Ch 27**…196, **Ch 29**…205, 209, 213, 217, **Ch 30**…222
- C. parapsilosis（c. parapsilosis）**Ch 29**…205, 209, 213, 217, **Ch 30**…222
- C. tropicalis（c. tropicalis）**Ch 29**…205, 209, 213, 217, **Ch 30**…222
- エキノキャンディン系抗真菌薬（echinocandins and）**Ch 29**…215, **Ch 30**…221
- フルコナゾール（fluconazole and）**Ch 2**…20, **Ch 29**…205-207, 216, **Ch 30**…224
- ポリエン（polyenes and）**Ch 27**…196
Cardiobacterium 属（cardiobacterium）**Ch 1**…13
Colistin（Colistin colistimethate sodium described）**Ch 19**…159-162
corynebacterium 属（corynebacterium）**Ch 1**…9
腹部の痙攣（cramping）**Ch 20**…164
CRE カルバペネム耐性腸内を参照（See carbapenem-resistant enterobacteriaceae（CRE））

Cryptococcus 属（Cryptococcus）Ch 1…5, Ch 26…192, Ch 29…205
・代謝拮抗性（antimetabolites and）Ch 28…199
・（C. neoformans）Ch 27…196, Ch 28…199, Ch 29…205
・ポリエン（Polyenes and）Ch 27…196
Cryptosporidium 属（Cryptosporidium）Ch 40…288
CSF 脳脊髄液を参照（see cerebrospinal fluid CSF）

D

DAAs 直接作用型抗ウィルスを参照（see directacting antivirals DAAs for HCV infection）
Dalbavancin（Dalbavancin）Ch 7…103
DNA
・フルオロキノロン（fluroquinolones and）Ch 8…109
・合成（synthesis）Ch 28…199
・ウィルス（viruses and）Ch 31…228, 229
D-test クリンダマイシン（D-test clindamycin）Ch 18…157

E

EBV エプスタインバーウィルスを参照（EBV see Epstein barr virus EBV）
echinococcus 属（echinococcus）Ch 40…288, Ch 43…299, 300
eikenella 属（eikenella）Ch 1…13
EMB エタンブトールを参照（EMB see ethambutol EMB described）
enfuvirtide（enfuvirtide T20 described）Ch 35…265-267
entamoeba 属（entamoeba）Ch13…136, Ch 40…288
enterobacter 属（enterobacter）Ch1…12, 13
ESBL ESBL を参照（ESBL see extended spectrum beta-lactamases ESBL）
Escherichia coli 大腸菌を参照（Escherichia coli see e.coli）
E テスト（e-tests）Ch 4…36
extended spectrum beta lactamases（extended spectrum beta lactamases ESBL）Ch 6…73, 96, 98

F

fusarium 属（fusarium）Ch 26…192, Ch 29…214, 218
fusobacterium 属（fusobacterium）Ch 1…12, Ch 13…136

G

gardnerella 属（gardnerella）Ch 1…9
gemifloxacin（gemifloxacin described）Ch 8…109-113
giardia 属（giardia）Ch 1…5, Ch 13…136, Ch 40…288
GNRs グラム陰性桿菌を参照（GNRs see Gramnegative rods GNRs）
G6PD グルコース 6 リン酸デビドロゲナーゼを参照（see glucose 6 phosphate dehydrogenase G6PD）

H

HACEK 微生物（HACEK organisms）Ch 1…13
Haemophilus 属（Haemophilus）Ch 1…13
・セファロスポリン系抗菌薬（cephalosporins and）Ch 6…79
・インフルエンザ菌（H.influenza）Ch 1…12, Ch 6…79, Ch 8…110, Ch 11…128, Ch 17…152
・ペニシリン（penicillins and）Ch 6…63, 67
HBV B 型肝炎ウィルスを参照（HBV infections. See hepatitis B virus HBV infection）
HCV infection C 型肝炎ウィルスを参照（HCV infection, see hepatitis C virus HCV infection）
Helicobacter 属（Helicobacter）Ch 1…13
・（H. pylori）Ch 10…122, Ch 11…128, 129, Ch 13…136, 137
・マクロライド系抗菌薬（Macrolides and）Ch 11…128, 129
・メトロニダゾール（Nitroimidazoles and）Ch 13…136, 137
B 型肝炎ヌクレオシド類似体（hepatitis B nucleoside analogs）Ch 39…281-283
B 型肝炎ウィルス（hepatitis B virus HBV infection）Ch 35…246, 248, Ch 36…269-271
・HIV ヌクレオシド／ヌクレオチド逆転写酵素阻害薬（HIV nucleoside/tide reverse transcriptase inhibitors）Ch 39…281

HMG-CoA 還元酵素阻害薬（HMG-CoA reductase inhibitors）Ch 16…149

鉤虫（Hookworms）Ch 43…299

HSV 単純ヘルペスウィルスを参照 HSV see herpes simplex virus

K

Kingella 属（Kingella）Ch 1…13

Klebsiella 属（Klebsiella）Ch 1…12, 13, Ch 8…109, Ch 14…140
- アミノグリコシド系抗菌薬（aminoglycosides and）Ch 9…116
- クレブシエラ（k.pneumoniae）Ch 2…20, Ch 19…160

L

Lactobacillus 属（Lactobacillus）Ch 1…9

LAmB リポソーム型アムホテリシン B を参照（LAmB see liposomal amphotericin B）

legionella 属（legionella）Ch 8…110

leishmania 属（leishmania）Ch 44…303
- リーシュマニア症（leishmaniasis）Ch 44…305

listeria 属（listeria）Ch 1…9, Ch 17…152

M

MAC（MAC mycobacterium avium intercellulara complex）Ch 21…170
- エタンブトール（ethambutol EMB and）Ch 25…185, 186
- リファマイシン系抗結核薬（rifamycns and）Ch 22…173-176

MBC 最小殺菌濃度を参照（see minimum bactericidal concentration）

MIC 最小発育阻止濃度を参照（see minimum inhibitory concentration）

Moraxella 属（Moraxella）Ch 1…13
- M. catarrhalis（M. catarrhalis）Ch 11…128

mycoplasma 属（mycoplasma）Ch 1…4, Ch 8…110
- （m.pneumoniae）Ch 6…50

N

Neisseria 属（Neisseria）Ch 1…13
- 淋菌（n.gonorrheae）Ch 6…79
- 髄膜筋炎（n.meningitidis）Ch 1…12

N メチルチオテトラゾール（N-methylthiotetrazole MTT cephalosporins ）Ch 6…80, 84

Norcardia 属（Nocardia）Ch 12…132, Ch 17…152

NRTIs ヌクレオシド・ヌクレオチド系逆転写酵素阻害薬を参照（see nucleoside reverse transcriptase inhibitors NRTIs）

O

onchocerca 属（onchocerca）Ch 45…309
- 河川盲目症（o.vovulus）Ch 45…308

oritavancin（oritavancin）Ch 7…103

P

Paracoccidioide 属（Paracoccidioide）Ch 26…192

PEG ポリエチレングリコールを参照（PEG see polyethylene glycol）Ch 36…269

peptococcus 属（peptococcus）Ch 1…8

peptostreptococcus 属（peptostreptococcus）Ch 1…8, Ch 13…136

plague（plague）Ch 8…113, Ch 9…115, Ch 10…124

plasmodium 属（plasmodium）Ch 1…5, Ch 10…122, Ch 18…156, Ch 42…296
- アトバコン（atovaquone and）Ch 40…288, Ch 42…295
- 熱帯熱マラリア原虫（P. falciparum）Ch 41…292
- 四日熱マラリア原虫（P. malariae）Ch 41…292
- 卵形マラリア原虫（P. ovale）Ch 41…292-294
- 三日熱マラリア原虫（P. vivax）Ch 41…292-294
- キノリン系抗寄生虫薬（Quinolones and）Ch 40…288, Ch 41…291, 293

Pneumocystis 属（Pneumocystis）Ch 40…288, Ch 41…294, Ch 42…295
- アトバコン（atovaquone and）Ch 40…288, Ch 42…295, 296
- 葉酸代謝拮抗薬（folate antagonists and）Ch 17…152, 154
- リンコサミド系抗菌薬（lincosamides and）Ch 18…156
- ペンタミジン（pentamidine and）Ch 40…288, Ch 44…303-305

・P.jirovecii 以前は pneumocystis carinii（P. jirovecii formerly P. carinii）Ch 2…19, Ch 17…152, 154, Ch 18…156, 158, Ch 40…287, Ch 41…292, Ch 42…295, Ch 44…303

prevotella 属（prevotella）Ch 1…12

providencia 属（providencia）Ch 10…122, Ch 19…160

pseudomonas 属（pseudomonas）Ch 1…12, 13, Ch 6…96, 97, 100, 101, Ch 10…122, Ch 14…140, Ch 17…152, Ch 19…160

・アミノグリコシド（aminoglycosides and）Ch 9…116, 117

・セファロスポリン（cephalosporins）Ch 6…77, 79, 83, 84, 87, 92, 93

・フルオロキノロン系抗菌薬（fluoroquinolones）Ch 8…109-113

・緑膿菌（P.aeruginosa）Ch 6…63, 67, 68, 72, 92, 93, Ch 19…160

・ペニシリン（Penicillins and）Ch 6…63, 67-68, 92

Q

QT 間隔（QT interval）Ch 11…128, Ch 41…292

・フルオロキノロン系抗菌薬（fluoroquinolones and）Ch 8…110

QT 延長（QT prolongation）Ch 29…210, Ch 44…303-304

R

RS ウィルス（respiratory syncytial virus RSV infection）Ch 38…277, 278

rickettsia 属（rickettsia）Ch 1…6, Ch 10…122

RNA（RNA viruses and）Ch 31…228, 229

RSV RS ウィルスを参照（RSV see respiratory syncytial virus RSV infection）

S

Salmonella 属（Salmonella）Ch 1…12, Ch 17…152

scabies 属（scabies）Ch 40…288, Ch 45…307-309

scedosporium 属（scedosporium）Ch 26…192

schistosoma 属住血吸虫（schistosoma）Ch 40…288

serratia 属（serratia）Ch 1…12, 13, Ch 14…140, Ch 19…160

s.maltophilia（s.maltophilia）Ch 1…12, 13, Ch 17…152, Ch 19…160

SMX スルファメトキサゾールを参照 SMX see sulfamethoxazole

Spectinomycin（Spectinomycin）Ch 9…115-119

statins（statins）Ch 35…258

stronglyoides 糞線虫（stronglyoides）Ch 40…288, Ch 43…300, Ch 45…309

・線虫（s.stercoralis）Ch 43…299, Ch 45…308

・糞線虫症（strongyloidiasis）Ch 45…307, 308

T

T2 バクテリオファージ（T2 bacteriophage）Ch 1…7

Taenia 属（Taenia）Ch 1…5, Ch 40…288, Ch 43…300

・有鉤条虫（t.solium）Ch 43…299

telavancin（Telavancin described）Ch. 7…103-107

tipranavir（tipranavir TPV）Ch 35…255-259

TMP トリメトプリムを参照（see trimethoprim）

TMP/SMX トリメトプリム/スルファメトキサゾールを参照（see trimpethoprim/sulfamethoxazole）

trizivir（trizivir）Ch 35…245

trofile（trofile）Ch 35…267

truvada（truvada）Ch 35…245

trypanosome 属（trypanosome）Ch 40…288, Ch 44…303

・トリパノソーマ症（trypanosomiasis）Ch 44…305

（tuberculosis）Ch 9…115, 117, 118, Ch 22…173-176Ch 23…177-179, Ch 25…185, 186

・紹介（introduction to）Ch 21…169-171

V

VZV（varicella zoster virus VZV）Ch 1…4, Ch 32…231-233, Ch 33…236

vibrio 属（vibrio）Ch 1…12

VZV VZV を参照（see varicella zoster virus VZV）

監訳・翻訳

矢野　晴美（旧姓 五味）

筑波大学医学医療系教授。筑波大学附属病院水戸地域医療教育センター，グローバルヘルスセンター・感染症科。1993 年岡山大学医学部卒，米国ジョンズホプキンス大学公衆衛生大学院修士取得，英国ロンドン大学熱帯医学大学院熱帯医学コース修了，蘭国マストリヒト大学医療者教育大学院修士取得，現在，同博士課程在籍中。沖縄米海軍病院，岡山赤十字病院を経て 1995 年渡米。ニューヨーク州ベスイスラエスメディカルセンター内科レジデント，テキサス州テキサス大学ヒューストン校感染症科フェロー，イリノイ州南イリノイ大学感染症科アシスタントプロフェッサーを経て 2005 年帰国。自治医科大学感染制御部講師，2006 年感染症科助教授（2007 年准教授）を経て，2014 年より現職。

翻訳（五十音順）

鵜沼　直穂子　　(前)自治医科大学附属病院 感染症科

大西　　翼　　　自治医科大学附属病院 感染症科（総合診療内科兼務）　病院助教

笹原　鉄平　　　自治医科大学医学部 感染免疫学講座　講師

笹渕　美香　　　秋田県横手市 市立大森病院 内科　医員

武田　孝一　　　自治医科大学附属病院 アレルギー・リウマチ科　助教

兒子　真之　　　テキサス州立大学ヒューストン校 感染症内科　感染症フェロー

法月　正太郎　　自治医科大学附属病院 感染症科　フェロー

藤谷　好弘　　　国立国際医療研究センター 国際感染症センター　客員研究員

水澤　昌子　　　Tufts Medical Center Division of Geographic Medicine and Infectious Diseases　Fellow

森　　信好　　　聖路加国際大学 内科・感染症科　医幹

森岡　慎一郎　　在沖縄米国海軍病院　日本人インターン（チーフ）

守島　亜季　　　医療法人社団つむぎ会 守島医院　院長

森野　英里子　　国立国際医療研究センター 呼吸器内科　（常勤）医師

横田　和久　　　広島市立広島市民病院 総合診療科・内科　副部長

吉村　　章　　　医療法人山育会 日新病院　副院長

やさしい抗菌薬　原著第3版

2016年8月9日　第1版第1刷発行

著　者　Jason C. Gallagher / Conan MacDougall

監訳者　矢野晴美

発行者　林　克至

発行所　株式会社シナジー
〒150-6018　東京都渋谷区恵比寿4-20-3
　　　　　　恵比寿ガーデンプレイスタワー18F
TEL：03-5447-5577(代)　　FAX：03-5447-6177
URL：http://www.syg-pub.jp/

ISBN 978-4-916166-64-7

組版・印刷　永和印刷株式会社

Printed in Japan
乱丁・落丁本はお取替えいたします。

本書の複製権・上映権・譲渡権・公衆送信権(送信可能化権を含む)は
株式会社シナジーが保有します。
JCOPY 〈(社)出版者著作権管理機構委託出版物〉

本書の無断複写は著作権法上での例外を除き禁じられています。複写される場合は、そのつど事前に、
(社)出版者著作権管理機構(電話 03-3513-6969, 03-3513-6979, e-mail：info@jcopy.or.jp)の
許諾を得てください。